何でも調べればわかる今、レジデントノートがめざすもの

創刊22年目となったレジデントノート。
皆さまの声を聞きながら、
「研修医が現場で困っていること」や「意外と教わらないこと」、
「研修中に必ず身につけたいこと」を取り上げます。

そして、研修医に必要なことをしっかり押さえた、
具体的でわかりやすい解説を大切にします。

救急外来や病棟はもちろん、新しい科をローテートするとき、
あるテーマについて一通り勉強したいときも
ぜひ本誌をご活用ください。

私たちはこれからも読者の皆さまと
ともに歩んでいきます。

研修医を応援する単行本も続々発刊！

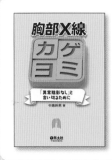 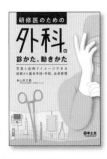 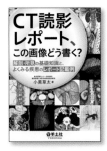 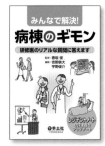 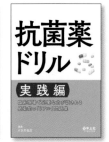

羊土社

吹田徳洲会病院
（日本IVR学会専門医修練認定施設）

新しいがん治療を学びませんか

がんカテーテル治療センター 医師募集

センターの特徴

　がんに対するカテーテル治療は、世界的にみても原発性肝癌を中心とした一部の病気に限定し実施されています。
　当センターでは医学的な適応があれば、首から下の様々な臓器の、様々な種類のがんに対してカテーテル治療を行っています。
　当センターの特徴は下記の4つにまとめられます。

１．腫瘍内科が実施する繊細な技術

　通常、がんのカテーテル治療は放射線科が主体で実施されることが多いのですが、放射線科は業務の関係から手術の技術的部分だけに関与することが多く、がんの経過において患者さんとのコミュニケーション不足に陥りやすいのが問題です。
　当院は放射線科医と同等以上の技術を持った腫瘍内科医自身が主治医となって、皆様の外来診察、入院管理を一貫して責任を持って行っています。
　またカテーテル治療の際も、抗がん剤の選択、カテーテル挿入、抗がん剤とビーズの動脈投与といった全ての治療過程を、担当主治医が自ら行っていますので、常に病状の変化やご心情の変化に対して適切に対応することが可能です。
　さらに全ての担当医が、カテーテル技術に卓越したIVR（画像下治療）専門医ですので、安心して治療に望むことが出来ます。

２．抗がん剤の動脈投与

　当センターではビーズの他に術中、少量～中等量の抗癌剤を併用します。抗癌剤を点滴や内服で投与すると、どうしても病気に届くまでに血液で希釈されて、実際の腫瘍内の抗がん剤濃度は何倍も低くなります。
　上述の適切な技術によってカテーテルを腫瘍のすぐ近くまで運び、そこから抗がん剤を直接投与すれば、濃厚な抗がん剤が腫瘍を直接曝露して、腫瘍を攻撃する効果が最大限まで発揮される可能性があります。
　また腫瘍への効果が高くなることで、動脈注入量も全身投与時と比較し１／３～１／２程度に減量することが可能ですので、吐き気や白血球減少などに代表される副作用で抗がん剤投与を断念した患者様にも適応が拡大しやすいのも特徴です。体力に自信のない患者さんやご高齢の患者さんにも導入しやすいと思われます。
　また動脈注入される抗がん剤の選択に関しても、静脈投与時とは異なる薬理学的知識と経験が必要となります。
　当センターでは様々ながんに対する抗がん剤の選択に関して経験と臨床データが豊富ですので、腫瘍とお身体の状態をみて担当医が適切な治療をご提案させて頂くことが可能です。

３．ビーズ

　当センターの最大の特徴は、ビーズに関する屈指のエキスパート施設であることです。ビーズは2014年に保険承認されたばかりの新しい医療材料です。従来、がんに対する塞栓物質は1mm程度のサイズのゼラチン粒を主に使用していました。
　一方、ビーズは0.1～0.5mm程の表面平滑な微小粒子であり、ゼラチン粒とは比較にならないほど深く腫瘍の中に到達し、腫瘍血管を強く塞ぎ止め、高い兵糧攻めの効果が得られます。
　さらに、ビーズはその内部に高濃度の抗がん剤を貯め込むことが可能です。
　投与されたビーズが腫瘍の中に到達すると、腫瘍の中で数日間かけてゆっくりと抗がん剤を放出します。
　これによって腫瘍の抗がん剤暴露量が全身投与よりもはるかに高くなります。
　また全身に流出する抗がん剤が減量しますので、抗がん剤による副作用も少なくなります。
　ビーズを使ったがんに対する塞栓術の臨床経験数は国内外でも群を抜いています。
　当センター長の今までのビーズの使用経験は7年以上で約2000症例です。また肝細胞がん以外の疾患に対する実施経験も豊富であり、例えば「多種多様の肝転移」、「腎癌の肺転移」、「卵巣癌の再発」、「がん性症状を伴う原発性肺がん」等に対する治療経験も既に学会、論文等で報告しています。
　現在もビーズの新しい可能性を追求し、最先端の結果を世界に報告し続けています。

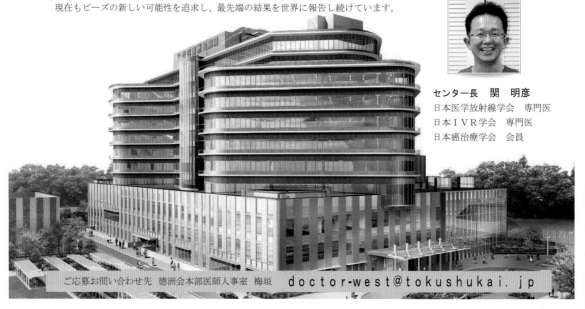

センター長　関　明彦
日本医学放射線学会　専門医
日本ＩＶＲ学会　専門医
日本癌治療学会　会員

ご応募お問い合わせ先　徳洲会本部医師人事室　梅垣　　doctor-west@tokushukai.jp

レジデントノート
contents
2020 **5**
Vol.22-No.3

特集

輸液ドリル
実践に役立つ基本がわかる問題集

編集／**西﨑祐史**（順天堂大学 革新的医療技術開発研究センター）

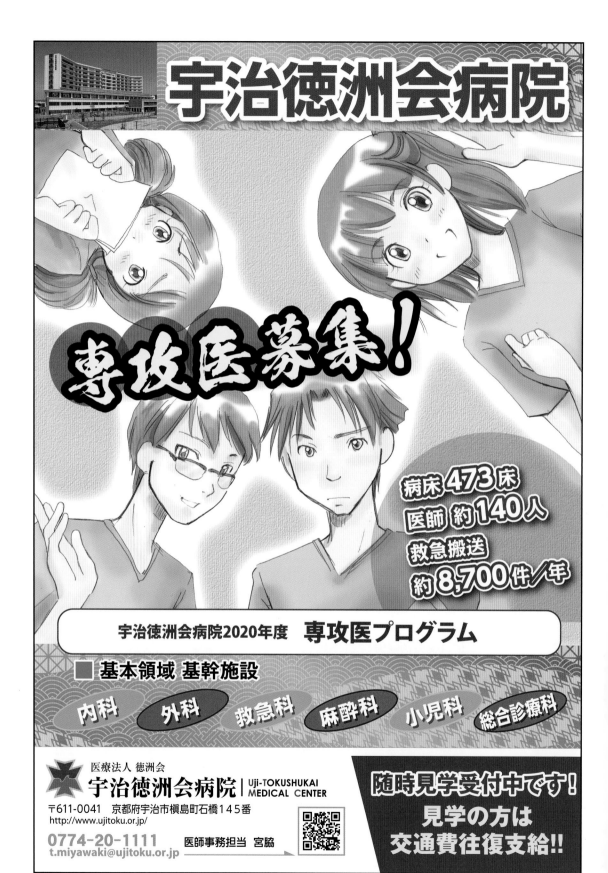

レジデントノート

contents

2020 **5**
Vol.22-No.3

連 載

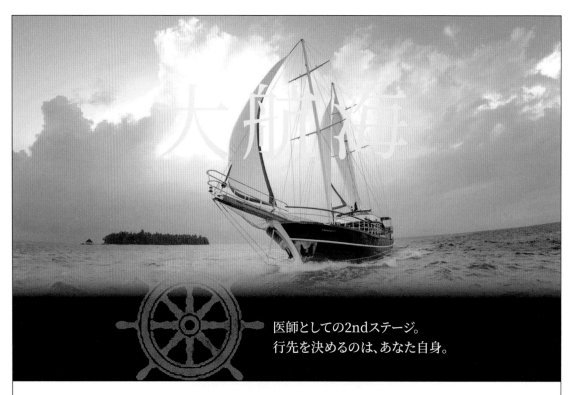

医師としての2ndステージ。
行先を決めるのは、あなた自身。

倉敷中央病院
Kurashiki Central Hospital

専攻医募集病院説明会

2020年5月23日㊏
倉敷中央病院

| 説明会会場 | 3−3会議室10 |
| 懇親会会場 | 3−3カフェ |

〒710-8602　岡山県倉敷市美和1−1−1
https://www.kchnet.or.jp/

病院説明会 **14:00~16:00**
● 終了後、16：00より懇親会

2020年7月4日㊏
ホテルグランヴィア大阪

| 説明会会場 | 桐の間(20F) |
| 懇親会会場 | クリスタルルーム(20F) |

〒530-0001 大阪市北区梅田3丁目1番1号
https://www.granvia-osaka.jp/

病院説明会 **17:00~18:00**
● 終了後、18：00より懇親会

────── 申し込み・問い合わせ窓口 ──────

倉敷中央病院 人材開発センター 福井・隅本
〒710-8602　岡山県倉敷市美和1丁目1番1号
📞 086-422-0210
✉ jinzai@kchnet.or.jp

当院ホームページもご覧ください
倉敷中央病院 レジデント広場 [検索]
研修環境の紹介やカリキュラム、
研修体験記などを公開中！

実践！画像診断 Q&A-このサインを見落とすな

頸部違和感を主訴に受診した80歳代女性

（出題・解説）山内哲司

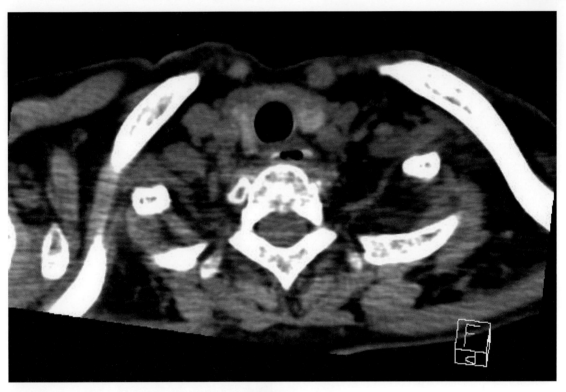

図1 頸部単純CT（軸位断）

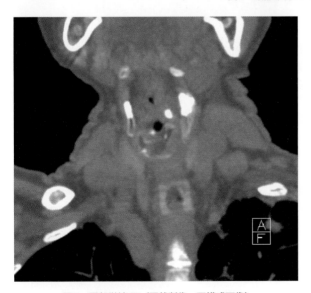

図2 頸部単純CT（冠状断像，再構成画像）

病歴	症例：80歳代女性. 現病歴：夕食後，何か喉に引っかかったような違和感が持続していたため救急受診. 既往歴：高血圧，心房細動，慢性腎不全，慢性腰痛. 身体所見：診察で他覚的には異常なし．咽頭の違和感を訴えるのみ．

問題	Q1：単純CTでの画像所見は何か（図1，2）？ Q2：診断と原因は何か？

Satoshi Yamauchi
（奈良県立医科大学 放射線科・総合画像診断センター）

web上にて本症例の全スライスが閲覧可能です．

Answer

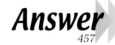

| ある1年目の研修医の診断 | 解答 | PTP誤飲 |

ある1年目の研修医の診断

食道に何かあるように見えます．白いし，魚の骨とかでしょうか．でも四角いですよね？

解答　PTP誤飲

A1：頸部食道内にシート状の四角い高濃度域がみられる（図1▶，2□）．中央には穴が空いていて，そこに空気が貯留しているようである．

A2：PTPの誤飲．

解説　press through package（PTP）という言葉を聞いたことはあるだろうか．半世紀前に登場した錠剤やカプセル剤の包装形態であり，現在も世界中で広く使用されている（図3）．まさか飲み込めるようなものじゃないと思われるかもしれないが，高齢者の多剤服用や視力の低下などが原因でしばしばみられる．そのため，最近の調剤薬局などではPTPからあらかじめ外しておいて一包化することも多くなっている．

PTPは角が鋭利で，消化管穿孔や穿通，出血などの原因となりうる．誤飲されたPTPの多くは咽頭や食道，胃で認められることが多く，内視鏡を用いて除去される．しかしPTPを誤飲するような患者の場合，誤飲をくり返している可能性も十分に考慮し，CTなどで消化管を広範囲に確認することも必要となる（実際に小腸や大腸で別のPTPが発見されるケースもある）．

画像診断では単純CTが一般的に用いられる．本症例のようにシートの部分が高濃度を示すもの（図1▶）もあるが，シートの部分がCTでは全く映らないものもたくさん流通していることを強調しておきたい．中央部で認められる空気を溜め込んだドームのような構造は，特に食道で発見されるPTPではしばしば認められる所見であるため，window条件を調整するなどして徹底的に検索することが重要である．また穿孔や穿通を疑う所見として，PTP近傍の消化管の浮腫性壁肥厚や周囲脂肪織混濁，free airなどがあげられるため，あわせて画像で確認することが大切である．

レジデントノート2017年9月号の本コーナーでは薬剤が内部に残った状態でのPTP誤飲の症例が提示されている．現在でもインターネットから無料で閲覧可能であるので，必ず確認して，本症例とあわせて1つの疾患としてぜひ学習してほしい[1]．

文　献

1）今井祥吾, 他：“ある物”を誤飲したとして来院した80歳代女性. レジデントノート, 1547-1548, 2017
https://www.yodosha.co.jp/rnote/gazou_qa/9784758115926_1q.html

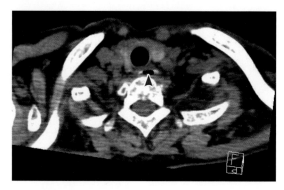

図1　頸部単純CT（軸位断）
頸部食道内に線状の高濃度，その中央あたりには空気の溜まった部分がみられる（▶）．実際にCTの連続画像を読影するとシート状であることが確認できるため，オンライン版も参照されたい．高濃度の部分はシートの部分，空気の溜まった部分はもともと薬剤が入っていたドームの部分（指で押されてくぼんでいる）と考えられる．

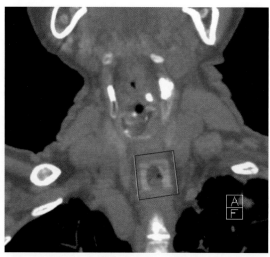

図2　頸部単純CT（冠状断像，再構成画像）
CTの画像を調整すると，このようにもともとの立体的な構造を浮かび上がらせることも可能である（□：PTP）．

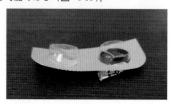

図3　PTP

夜間咳嗽を主訴とした60歳代男性

（出題・解説）大河内康実，徳田　均

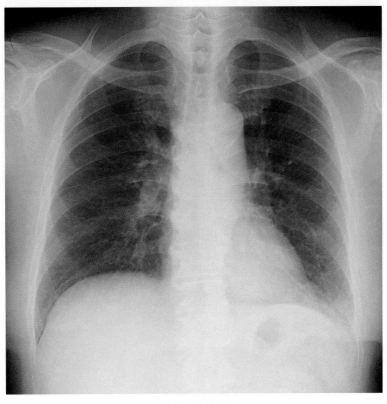

図1　胸部単純X線正面像

症例：60歳代男性．**主訴**：夜間咳嗽．**既往歴**：好酸球性副鼻腔炎，糖尿病．**生活歴**：事務職．
喫煙歴：なし．**飲酒歴**：機会飲酒．**ペット**：室内犬飼育中．**アレルギー歴**：なし．
家族歴：特記事項なし．**現病歴**：2年前に好酸球性副鼻腔炎で手術．1年前に夜間咳嗽で他院を受診，気管支喘息の診断で吸入ステロイド＋長時間作動型β−2刺激薬合剤を処方されたが，その後治療は中断されていた．今回，夜間咳嗽を主訴として当科を受診した．
身体所見：身長171 cm，体重74.5 kg，体温36.5℃，血圧125/90 mmHg，脈拍数72回/分，呼吸数16回/分，意識清明．頸静脈拡張なし．胸部；ラ音なし，心雑音なし．腹部；肝・腎・脾触知せず，表在リンパ節も触知せず．浮腫なし．**神経学的所見**：特に異常を認めない．
検査所見：WBC 9,840 /μL（Mo 4.0 %，Ly 25.5 %，Ba 0.5 %，Eo 12.5 %，Seg 57.5 %），Hb 16.0 g/dL，Plt 27.0万/μL，AST 18 IU/L，ALT 16 IU/L，LDH 198 IU/L，CK 113 IU/L，UN 15 mg/dL，Cr 0.92 mg/dL，Glu 163 mg/dL，CRP 0.1 mg/dL，IgG 1,392 mg/dL，IgE 605 IU/mL
血液ガス分析（room air）：pH 7.415，PaCO$_2$ 40.1 Torr，PaO$_2$ 67.7 Torr
スパイロメトリー：FVC 3.15 L，％FVC 90.0 %，FEV$_1$ % 68.9 %
気道可逆性試験：1秒量改善量210 mL，改善率9.7 %

病歴

問題

Q1：胸部単純X線写真（図1）の所見は？

Q2：診断のためにさらに必要な情報や検査は？

Yasumi Okochi，Hitoshi Tokuda（JCHO東京山手メディカルセンター 呼吸器内科）

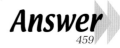

Answer

ある1年目の研修医の診断

左下肺野の透過性低下を認めます．末梢血好酸球増多から薬剤性肺障害，ANCA関連疾患，寄生虫疾患，真菌感染症などが鑑別にあげられますか？

解答　アレルギー性気管支肺アスペルギルス症

A1：胸部単純X線写真では左下肺野に浸潤影を認める（図1）．

A2：胸部CT，喀痰検査，気管支鏡検査，特異的IgE抗体検査，アスペルギルス沈降抗体検査，薬剤歴など．

解説

胸部単純X線写真では左下肺野に横隔膜とシルエットサイン陰性の浸潤影（図1○）を認めた．主訴，身体所見，血液検査から細菌性肺炎は否定的であった．本症例は気道可逆性試験で気道可逆性の基準を満たしていないが，好酸球性副鼻腔炎の既往，夜間咳嗽の存在から，臨床的に気管支喘息と診断した．また，胸部CTでは右中下葉に気管支壁の肥厚像（図2A→），淡い小葉中心性陰影や斑状のすりガラス影（図2A▷）を認め，左下葉気管支に粘液栓（図2A▶），さらにその末梢に浸潤影を認めた（図2B○）．粘液栓は高吸収粘液栓（high-attenuation mucus：HAM）を呈していた（図2C→）．末梢血好酸球増多と胸部陰影からは，薬剤性肺障害，寄生虫疾患，慢性好酸球性肺炎，アレルギー性気管支肺アスペルギルス症（allergic bronchopulmonary aspergillosis：ABPA）が鑑別にあがる．本症例はABPAに疾患特異的であるHAMを認めたことから，ABPAが強く疑われた．

気管支鏡検査では左下葉気管支内に粘液栓を認めた．粘液栓の病理像では好酸性変性，壊死物，核片，好酸球，好中球浸潤がみられ，TBLB（transbronchial lung biopsy：経気管支肺生検）では好酸球を主とした炎症細胞浸潤と器質化像を認めた．病理組織像，細菌検査から真菌は確認されなかった．特異的IgE（MAST）ではアスペルギルス陰性，イヌのふけ3＋であったが，アスペルギルス沈降抗体（保険未収載）は陽性であった．MAST法によるアスペルギルス特異的IgEは陰性を示すことがあることから[1]，本症例は総合的にABPAと診断した．

ABPAは1型および3型アレルギー反応が関与し，末梢血好酸球増多，血清IgE値上昇，中枢性気管支拡張，粘液栓の存在などが特徴となる．治療には全身性ステロイドを単独で用いるか，加えて抗真菌薬を使用するが，患者の約半分が再発するとされる[2]．また，アスペルギルス以外の真菌が原因となり同様の病態を示すことから，アレルギー性気管支肺真菌症（allergic bronchopulmonary mycosis：ABPM）と総称されている．

文献

1）「アレルギー性気管支肺真菌症の診療の手引き」（日本アレルギー学会，日本呼吸器学会/監，「アレルギー性気管支肺真菌症」研究班/編），医学書院，2019
2）植木重治，竹田正秀：管腔内好酸球増多をきたす疾患とETosis．アレルギー，68：1126-1131，2019

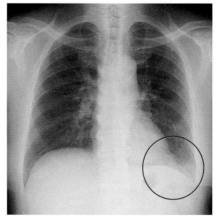

図1　胸部単純X線正面像
左下肺野に浸潤影を認める（○）．

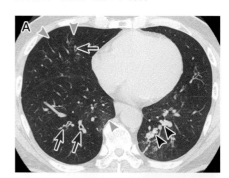

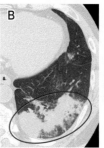
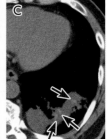

図2　胸部CT
A）右中下葉で気管支壁肥厚（→），小葉中心性や斑状のすりガラス影（▷）を認める．また左下葉気管支内に粘液栓を認める（▶）．
B）左下葉S⁹，S¹⁰領域に浸潤影を認める（○）．
C）縦隔条件で浸潤影内の気管支は高吸収粘液栓により充満している（→）．

本コーナーのオンライン版では画像を拡大してご覧いただけます：www.yodosha.co.jp/rnote/gazou_qa/index.html

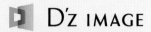
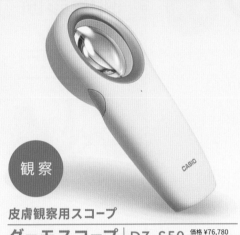
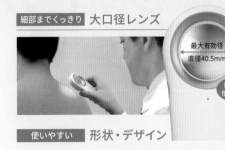
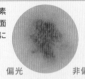

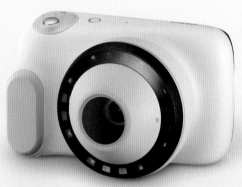
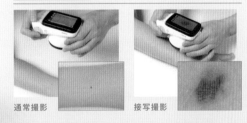
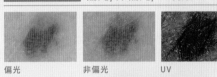
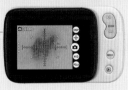

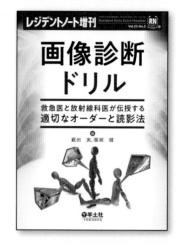
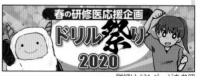

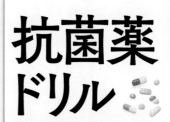
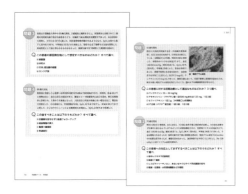
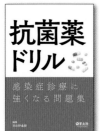

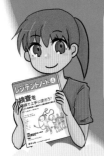
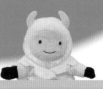
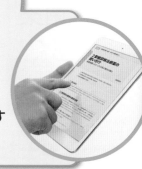

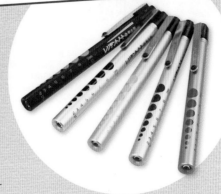
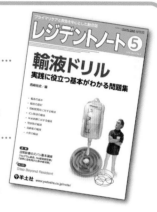
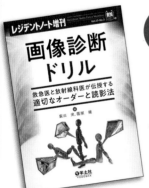

輸液ドリル

実践に役立つ基本がわかる問題集

特集にあたって

西﨑祐史

■ はじめに

　将来的に，臨床医を目指すうえでも，研究者を目指すうえでも，初期臨床研修の経験により培われる「基本的臨床能力」は，その後の医師キャリア形成に多大な影響を与えます．本誌を手に取ってくれている皆さまの多くは，今まさに，「初期研修医」として各科をローテートしている最中だと思います．15年ほど前に，皆さまと同じ経験（初期臨床研修）をした先輩として「初期研修医」の心得をいくつか紹介させていただきます．

　なお，ここで紹介させていただく心得は，私がプロジェクトマネージャーを務めさせていただいている，日本医療教育プログラム推進機構（Japan Institute for Advancement of Medical Education Program：JAMEP）「基本的臨床能力評価試験（General Medicine In-Training Examination：GM-ITE）」[1]の解析結果から報告されたエビデンス（原著論文）に基づいた内容となっております．

> **GM-ITEとは？**
> GM-ITEは，初期研修医を対象とした「In-Training Exam（研修中の試験）」であり，2011年度（第1回）より導入され，2018年度（第8回）には503病院，約6,200名が受験する程の規模に拡大しています．試験問題は「医療面接・プロフェッショナリズム」，「症候学・臨床推論」，「身体診察法・臨床手技」，「疾病各論」の4分野で構成されており，幅広い疾患領域（内科・外科・救急・小児科・産婦人科・精神科など）が網羅されています[1]．

1 エビデンスに基づく「初期研修医」の心得

● その1：積極的に多くの症例を経験しよう

　2013年度（第3回）のGM-ITEデータ（208病院，初期研修医2,015名）を解析したところ，入院患者数が多く，研修医以外のスタッフ（医師）が少ない施設でGM-ITEスコアが

表　GM-ITE高得点と関連する因子

	スコアの差の平均			P値
	ベータ	95% 信頼区間		
研修医2年目 vs 1年目	+1.62	0.72	2.53	< 0.001
エビデンスに基づいた電子リソースの使用	+1.99	0.93	3.04	< 0.001
1カ月あたりの救急当直の回数				
0〜1	Reference			
2〜3	+3.97	1.96	5.98	< 0.001
4〜5	+4.51	2.73	6.28	< 0.001
6回以上	+2.90	0.95	4.86	0.004
受け持ち担当患者数				
0〜5	Reference			
6〜8	+0.74	-0.41	1.88	0.21
9〜11	+0.92	-0.39	2.23	0.17
12人以上	+2.50	0.96	4.04	0.001

文献2より引用.

高いという結果を得ました（表）．本研究結果から，初期研修医は多くの症例を経験し，かつ指導医は限られた人数の方が，教育効果は高い可能性が示されました[3]．また，2012年度（第2回）のGM-ITEデータ（114病院，初期研修医1,049名）を解析した結果では，常時入院受け持ち患者数12人以上がGM-ITE高得点と最も関連しました[2]．

● その2：EBM Online Resourcesを活用し効率よく情報を収集しよう

前述した，2012年度GM-ITEデータを解析した結果では，常時入院受け持ち患者数12人以上に加えて，UpToDateなどのEvidence Based Medicine（EBM）Online Resourcesの使用がGM-ITE高得点と有意に関連しました[2]．この結果より，豊富な症例から学ぶことに加え，エビデンスに基づいた確かな情報を効率よく収集することの重要性が示されました．

2　輸液は「初期研修医」の登竜門

前置きが長くなりましたが，ここからが本題です．輸液の知識は「初期研修医」にとって最重要課題の1つです．なぜならば，輸液療法は，指導医が初期研修医に最初に任せる仕事の代表だからです．

あなたの決断により，目の前の患者の入院経過が大きく変わるといっても過言ではありません．心機能の悪い患者に対して細胞外液を大量に投与してしまえば，心不全を引き起こしてしまうかもしれません．水中毒による低ナトリウム血症患者に対して，不用意に3%NaClを投与してしまえば，浸透圧性脱髄症候群を引き起こす可能性があります．もちろん

指導医は，患者を安全に退院させるために，あなたの判断に間違いがあれば正してくれるでしょう．

　逆にいえば，指導医に自分の実力を見せるよいチャンスととらえることができます．まさに，輸液療法は「初期研修医」にとって腕の見せ所なのです．

　前述した「初期研修医」の心得でお伝えさせていただいた通り，**効率よく正しい知識を収集し事前知識をつけたうえで，多くの症例を通じて，**積極的に輸液療法を学んでください．それが，患者のためになり，かつ自分自身の「基本的臨床能力」の向上に繋がります．まさに，ウィリアム・オスラー氏の残した格言「To study the phenomena of disease without books is to sail an uncharted sea, while to study books without patients is not to go to sea at all」[4] の通りです．

3 本特集の構成と特徴

　本特集は現場感覚，実践を重視する内容として，各フィールドにおいて臨床現場の最前線で活躍している先生にご執筆していただいております．また，読者の皆さまに効率よく知識を吸収していただくために，症例（問題）形式にしました．症例（問題）は，「初期研修医」が現場で特に困ることを重視させていただき，解説についてはできる限り思考プロセスにフォーカスするように配慮しました．また，全体的にエビデンスを重視する内容となっています．

　本特集が多くの皆さまのお役に立てることを，心から願っております．また，最後にご尽力いただきました執筆者の先生方には，この場をお借りして深謝いたします．

■ 文　献

1）JAMEP：基本的臨床能力評価試験 GM-ITE
　　https://jamep.or.jp/exam/

2）Kinoshita K, et al：Impact of inpatient caseload, emergency department duties, and online learning resource on General Medicine In-Training Examination scores in Japan. Int J Gen Med, 8：355-360, 2015（PMID：26586961）

3）Mizuno A, et al：The Impact of the Hospital Volume on the Performance of Residents on the General Medicine In-Training Examination：A Multicenter Study in Japan. Intern Med, 55：1553-1558, 2016（PMID：27301504）

4）Osler W：Address on the Dedication of the New Building. Boston Med Surg J, 144：60-61, 1901

Profile

西﨑祐史（Yuji Nishizaki）

所属：順天堂大学 革新的医療技術開発研究センター／大学院医学研究科 クリニカル・トランスレーショナルサイエンス／順天堂大学医学部附属順天堂医院 臨床研究・治験センター／臨床研修センター本部 初期研修医担当／循環器内科

専門：総合内科, 循環器内科学全般, 研修医教育, 医学教育, 臨床研究支援

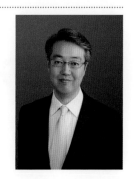

聖路加国際病院内科初期臨床研修医, 内科専門研修医を経て, 内科チーフレジデントを務める. その後, 東京大学大学院医学系研究科公共健康医学専攻（SPH）で臨床研究方法論を学ぶ. 順天堂大学循環器内科入局後は, 循環器内科臨床・臨床研究・教育をバランス良く実践し, 平成27年に厚生労働省に出向［健康局がん対策・健康増進課／疾病対策課（併任）］, その後, 日本医療研究開発機構（AMED）戦略推進部難病研究課へ異動し, 日本の医療研究のファンディング業務に従事した. 平成29年に順天堂大学に戻り, 現在は, 臨床研究・治験センター臨床研究支援室長として, 主に大学全体の臨床研究支援における基盤構築を担っている. また, 同時に公衆衛生大学院コースを担当し, 「臨床疫学」等の講義を通じて, 大学院生の指導にあたっている. 研修医教育活動としては, 日本医療教育プログラム推進機構（JAMEP）基本的臨床能力評価試験（GM-ITE）プロジェクトマネージャー・順天堂大学 臨床研修センター本部 初期研修医担当を務めるほか, 輸液レッスン（メジカルビュー社）, デキレジ（医学出版）等の研修医向け書籍を多数執筆している.

初期研修医へのメッセージ：初期研修医時代は, ジェネラルな視点で, 何事にも興味をもって積極的に取り組んでください. 日々の努力は必ず報われます.

【総論】
輸液の基本

松尾貴公

① 輸液の発見は400年前にさかのぼり，補充輸液と維持輸液という2つの概念に分けられる
② 体液は全体重の60%を占め，細胞外液と細胞内液の割合は1：2である．細胞外液はさらに血漿と組織間液に分けられ，その割合は1：3となる
③ 輸液の基本は生理食塩水と自由水を一定の割合で混合したもので，これに必要な電解質や糖を補充したものが製剤化されている

■ はじめに

　　研修医1年目の皆さん，入職して仕事に少しは慣れましたでしょうか．すでに多くの患者さんを受けもって，悪戦苦闘されている方も多いと思います．研修医2年目の皆さん，社会人になってはじめての後輩が入ってきて「先輩としてあるべき姿」を見せられていますでしょうか．

　　ここでは，医師としてあらゆる患者のマネジメントを行うのに最重要といっても過言ではない「輸液」に関して苦手意識を克服し，そして明日からの診療に直結するよう解説をしていきます．これから2つの総論で輸液の概略を理解し，後の各論で輸液に関して誰よりも詳しくなってほしいと思います．

1 輸液の概念

　　それでは早速ですが，輸液とは何か．大まかな概念を解説していきます．

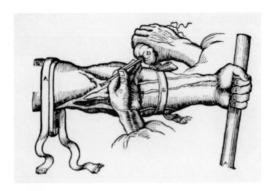

図1 ガチョウの羽軸とブタの膀胱を用いた輸液
文献1より引用.

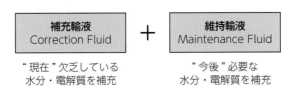

図2 補充輸液と維持輸液

1) 輸液のはじまり

輸液の概念を理解する前に輸液の歴史に関して簡単にご紹介していきましょう.

❶ 輸液の発見は400年前にさかのぼる

皆さんは輸液のはじまりをご存知でしょうか. 1616年, William Harveyが「血液循環の原理」を発見したことがきっかけです. その後, 1658年にChristopher Wrenがガチョウの羽軸とブタの膀胱を用いて, イヌの静脈内に溶液を投与したことが輸液のはじまりとされています (図1).

❷ コレラ治療に功績を果たした

実際に電解質輸液として実用化されたのはそこから遅れ, 1832年にLattaが食塩と重曹を含む溶液の開発に成功し, コレラの治療に貢献したことからはじまります. その後1915年には, 小児下痢症の治療において輸液は死亡率を90%から10%に低下させました. このことにより, 医学の歴史は大きな転換期を迎えることになりました.

2) 輸液の目的

輸液の目的は大きく分けて以下の2つに分類することができます (図2).

❶ 補充輸液 (correction fluid)

"現在"欠乏している水分や電解質を補充するものです. 欠乏している体液の量や質を評価してから補充する必要があります.

❷ 維持輸液 (maintenance fluid)

"今後"必要な水分や電解質を予防的に補充するもので，体液の恒常性を維持するための輸液です．後述しますが，主に3号液が用いられます．

補充輸液と維持輸液については次稿で解説したいと思います〔「輸液の選択」(pp.480〜487) 参照〕．

3) 輸液の分類

輸液には成分の違いで大きく分けると晶質液と膠質液の2つがあります．

❶ 晶質液 (crystalloid)

細胞外液を自由に拡散できる小さな分子からなる電解質液のことです．簡単にいうと，蒸留水に電解質と糖・乳酸などを混ぜてつくられた輸液製剤を指します．例えば，生理食塩水，ソルデム®3Aなどがあります．

❷ 膠質液 (colloid)

分子が大きく拡散性の低い溶質を含有している電解質液のことです．アルブミン，デキストランなどの高分子物質を混ぜてつくられた輸液製剤がメインです．例えば，アルブミナー®（5％/25％ アルブミン製剤），サリンヘス®などがあります．

2 体液の分布

さて，輸液の概念をご紹介したところで，次は体液の組成です（図3）．輸液を理解するためには，まずは人間の体液の分布を詳しく理解することが重要です．基本事項を以下に示しました．

1) 体液分布に関して

> ＜基本事項＞
> ● 体内の総水分量は，全体重の60％
> ● 細胞内液と細胞外液の割合は2：1
> ● 細胞外液はさらに血管外（組織間液）と血管内（血漿）に分けられ，その割合は3：1

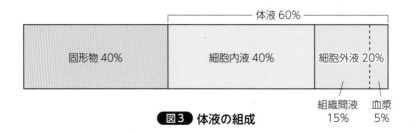

図3 体液の組成

例えば，体重 60 kg の人の血漿量は 60 kg × 0.6 × 1/3 × 1/4 ＝約 3 L となります．体液の分布は **3** の各輸液がどこに分布するかという観点から非常に重要です．

2) 体液の電解質組成 (表)

細胞内液と細胞外液では，それぞれに多く含まれる電解質濃度が異なります．陽イオンで組成に大きな違いを示すのは Na と K です．前者は細胞外液，後者は細胞内液に多く存在します．また陰イオンに関しては，Cl が細胞外液に多く存在して，HPO_4 が細胞内液に多く存在します．正常であればイオン濃度が大きく変化することはありませんが，電解質異常が生じることでこれらの値に変化を及ぼすため注意が必要です．

3 輸液の組成

それでは実際に輸液がどのようなものか，1 つずつみていくことにしましょう．

1) 輸液製剤は生理食塩水と 5 ％ブドウ糖液のカクテル

すべての輸液の基本は，

● 生理食塩水　(0.9 ％ NaCl 液)
● 自由水　(5 ％ブドウ糖液)

表 体液区分における電解質組成 (平均 mEq/L)

mEq/L		細胞外液		細胞内液
		血漿	組織間液	
陽イオン	Na^+	142	144	15
	K^+	4	4	150
	Ca^{2+}	5	2.5	2
	Mg^{2+}	3	1.5	27
	計	154	152	194
陰イオン	Cl^-	103	114	1
	HCO_3^-	27	30	10
	HPO_4^{2-}	2	2	100
	SO_4^{2-}	1	1	20
	有機酸	5	5	
	たんぱく質	16	0	63
	計	154	152	194

文献 2 より引用．

を一定の割合で混合したものです．これに必要な電解質や糖を補充したものが輸液として製剤化されています．前述の体液の組成を参考に，輸液を1,000 mL投与する場合を考えていきます（図4）．

❶ 生理食塩水を投与した場合

細胞外の陽イオンはNa，細胞内の陽イオンはKがメインです．NaとKはNa/K ATPアーゼによって濃度勾配がコントロールされているため，Naは勝手に細胞内には入れないのです．つまり，等張液である生理食塩水（Na 154 mEq）は**細胞外液に分布する**ということがわかります．血管内に残るのは1,000 mL×1/4＝約250 mLとなり，750 mLは血管外に移動します（図4A）．

❷ 5%ブドウ糖液を投与した場合

一方，5%ブドウ糖液は50 g/Lのブドウ糖を含みますが，これはすぐに代謝されてただの自由水になります．低張液である自由水は**細胞内外に均等に分布**するために，血管内に残るのは1,000 mL×1/3×1/4＝約83 mLとなります（図4B）．

なお，自由水としてブドウ糖液を使用するのは，蒸留水では赤血球内外浸透圧較差が生じて溶血してしまうためです．

 ここがポイント：輸液の分布
....
生理食塩水は1/4，5%ブドウ糖液は1/12が血管内に残る！

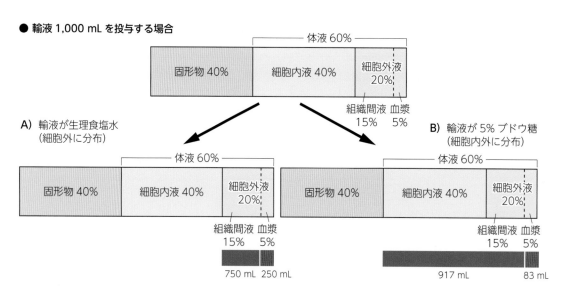

図4 生理食塩水と5%ブドウ糖液の体内での分布

2）主な輸液製剤

　　それでは実際に使われている輸液製剤についてみていくことにしましょう．すべての輸液製剤は前述の「生理食塩水」と「5％ブドウ糖液」の組合わせによって決まるという鉄則があります（図5）．生理食塩水の割合が1/2だと1号液，1/4だと3号液となるわけです．5％ブドウ糖液，10％ブドウ糖液は自由水となります．

❶ 細胞外液（図6）

　　生理食塩水や，KやCaが加えられたリンゲル液に含まれるソルラクト®D，ソリューゲン®Fなどが代表的です．またリンゲル液に乳酸や酢酸が加えられた乳酸リンゲル液，酢酸リンゲル液もあります．

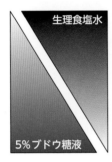

細胞外液	生理食塩水，ソルラクト®D，ソリューゲン®F
1号液 （1/2生食）	KN1A
2号液 （1/3生食）	
3号液 （1/4生食）	ソルデム®3A，KNMG3，ビーフリード®
自由水	5％ブドウ糖液，10％ブドウ糖液

図5 代表的な輸液製剤

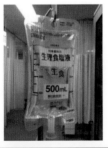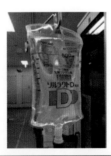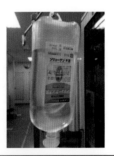

	生理食塩水	ソルラクト®D	ソリューゲン®F
Na	154 mEq/L	131 mEq/L	130 mEq/L
K	0 mEq/L	4 mEq/L	4 mEq/L
Glu	0 g/L	50 g/L	0 g/L

図6 細胞外液の組成

❷ 開始液（1号液）と維持液（3号液）（図8）

　　開始液（1号液）にはKN1A，維持液（3号液）にはソルデム®3A，KNMG3，ビーフリード®などが該当します．KN1AはKが含まれていないことと糖が含まれているのが特徴で，腎不全患者でよく用いられます．

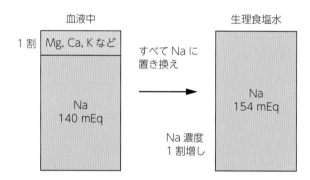

図7 生理食塩水が154 mEq/Lである理由

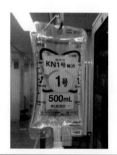 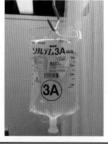 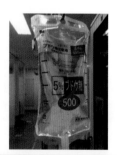

	KN1A	ソルデム®3A	5％ブドウ糖
Na	77 mEq/L	35 mEq/L	0 mEq/L
K	0 mEq/L	20 mEq/L	0 mEq/L
Glu	25 g/L	43 g/L	5 g/L

図8 開始液と維持液と自由水の組成

> 【STEP UP！！】ビーフリード® （Na 35 mEq/L，K 20 mEq/L，Glu 75 g/L）
> ビーフリード®はソルデム®3A にブドウ糖とアミノ酸とビタミンB_1を追加したものと覚えましょう．末梢からの輸液製剤ですが1本（500 mL）あたりのエネルギーが210 kcalと高いのが特徴となります．中心静脈確保のできていない患者でエネルギーが必要なときには積極的に利用しましょう．

おわりに

　いかがでしたでしょうか．輸液を理解するには体液の組成と輸液がどこに分布するかを把握することが重要です．実際にどのように輸液を処方していくか次稿で学んでいくことにしましょう．

文　献

1）MOGEY GA：Centenary of hypodermic injection. Br Med J, 2：1180-1185, 1953（PMID：13106374）
　↑輸液のはじまりの様子を知ることができる1本．医学の歴史はこのように常識を越えたアイディアからはじまることを実感する記述内容です．
2）「チャートで学ぶ輸液療法の知識」（北岡建樹／著），南山堂，1995

参考文献・もっと学びたい人のために

1）「シチュエーションで学ぶ輸液レッスン 改訂第2版」（小松康宏，西﨑祐史，津川友介／著），メジカルビュー社，2015
　↑臨床現場での研修医と指導医の会話形式で輸液の疑問点を解決して，すぐに現場でいかせる必読本．読み進めやすく，来年の後輩にもそのまま教えることができるようなtipsが十分に盛り込まれている1冊．
2）「内科レジデントマニュアル 第9版」（聖路加国際病院 内科専門研修委員会／編），医学書院，2019
　↑輸液や電解質，体液評価などを含めた処方の実際について現場で実践しやすいようプロトコール化しており，初期研修医として手元に置いておきたい1冊．

Profile

松尾貴公（Takahiro Matsuo）

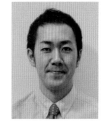

聖路加国際病院 感染症科 医員
2011年 長崎大学卒業，聖路加国際病院初期研修医，内科専門研修医，内科チーフレジデント，感染症科フェローを経て現職．日本チーフレジデント協会（Japanese Association of Chief Resident Association：JACRA）世話人．医学教育に興味をもち，後輩の研修医には常に刺激を受ける毎日です．初期研修は医師人生のスタートとして非常に大きな1年です．どの分野に進んでも重要な「臨床の基礎」を2年間かけてじっくり学び，ぜひとも大きく羽ばたいてください．

【総論】
輸液の選択

松尾貴公

① 補充輸液は，脱水をVolume depletionとDehydrationの2つに分けて評価する

② 体液評価は，脱水を評価する所見を理解して尤度比をうまく利用することが必要である

③ 維持輸液は，1日に必要な水分量と電解質量を計算して輸液を選択し，食事摂取量の評価を行う

はじめに

「輸液の基本」（pp.472〜479）で輸液の大まかな概念を学んだ後は，補充輸液と維持輸液の2つをさらに深く学び，実際に輸液をオーダーできるようになりましょう．

1 補充輸液の考え方

最初に復習ですが，補充輸液とは，現在欠乏している水分・電解質を補充するための輸液でしたね．細胞外液不足には生理食塩水などの等張液，細胞内液不足には5％ブドウ糖液などの低張液が選択されます．補充輸液を正しく選択するためには，まずは現在欠乏している体液（脱水）の量と質を評価することが先決となります．脱水を評価するポイントは以下の2つです．

① 脱水をVolume depletionとDehydrationの2つに分けて考える
② 脱水を評価する指標を理解する

それでは順にみていきましょう．

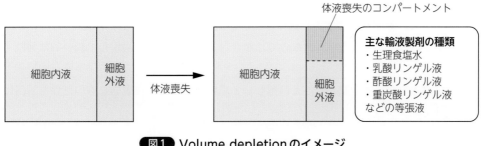

図1 Volume depletion のイメージ

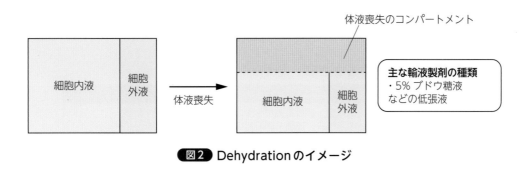

図2 Dehydration のイメージ

1）脱水をVolume depletionとDehydrationの2つに分けて考える

まずは脱水をこの2つに分けて理解することが重要です．

❶ Volume depletion（図1）

Volume depletion は「細胞外液が主に失われた病態」と言い換えられます．主な所見としては血圧低下や頻脈などがあげられ，細胞外液の補充には等張液を用います．

❷ Dehydration（図2）

一方，Dehydration は「自由水（細胞内液）が主に失われた病態」と言い換えられます．主な症状・所見としては，口渇，高ナトリウム血症，高浸透圧などがあげられ，補充するためには低張液を用います．

2）脱水を評価する指標を理解する

あなたは脱水を評価し指導医にプレゼンする際，どのような評価項目を含めますか？ 腋窩の乾燥ですか？ IVC（inferior vena cava：下大静脈）の虚脱ですか？ 輸液の投与に際して体液評価は必須であり，初期研修で身につけるべき最も重要な事項のうちの1つです．この脱水評価は実は奥が深いのです．

❶ 脱水を評価する自覚所見・他覚所見

　さて，脱水を評価する指標には実はさまざまなものがあります（表1）．大事なことは，1つの所見のみで決めつけるのではなく，これらをうまく利用して総合的に判断することです．

　表1をすべて暗記することは難しいと思いますので，代表的なものだけを語呂にしてみました．

"HAIPo VOLEMIC"（図3）
　ハ　イ　ポ　ボ　レ　ミ　ッ　ク

　筆者の自作で引用文献はないのですが，暗記の手助けの参考になってくれたら幸いです．

表1 脱水を評価する自覚所見・他覚所見

項目	内容
病歴・症状	食事・飲水量・経管栄養投与量の変化，嘔吐・下痢，発熱 口渇，ふらつき，浮腫，内服薬の変更（利尿薬・ステロイド） 体重の増減，心・腎・肝不全の既往
バイタル	起立性低血圧（HR＞30回/分上昇，SBP＞20 mmHg低下），頻脈，脈圧低下，血圧低下 In/Outの推移
身体所見	眼球陥没，口腔や舌の乾燥，舌の縦方向の亀裂，腋窩乾燥，CRTの延長，ツルゴールの低下（前胸部で！） [HYPER-ラ音，頸静脈怒張，abdominojugular test，Ⅲ音，肝腫大，腹水，下腿や腰部の浮腫]
モニター	CVP（頸静脈で代用），動脈圧モニターの変動
検査所見	【血圧検査】BUN/Cr，UA，Na，Hct，TP，Alb，血漿浸透圧，BNP 【尿検査】尿比重（浸透圧），尿Na＜20（FENa＜1％），尿Cl＜20，尿UN（FEUN＜35％） 【エコー】IVU径＋呼吸性変動，TRPG，輸液やPLRでの心拍出増加 【XP】胸部X線の心胸郭比

SBP（systolic blood pressure：収縮期血圧），
CRT（capillary refill time：毛細血管再充満時間），
CVP（central venous pressure：中心静脈圧），
PLR（passive leg raising：足上げ試験），
BUN（blood urea nitrogen：尿素窒素），
UA（uric acid：尿酸），
TP（total protein：総たんぱく），
BNP（brain natriuretic peptide：脳性ナトリウム利尿ペプチド），
FEUN（fractional excretion of urea nitrogen：尿素窒素排泄率），
IVU（intra-venous urography：経静脈的尿路造影），
TRPG（transtricuspid pressure gradient：三尖弁圧較差）．

❷ 陽性尤度比・陰性尤度比（表2）

　　陽性尤度比・陰性尤度比という言葉をご存知でしょうか．簡単にいうと，今回の場合では，ある所見の検査が陽性だと脱水の可能性を高めるもの（陽性尤度比），陰性だと脱水の可能性を下げるもの（陰性尤度比）です．多くの所見のなかでそれぞれの陽性尤度比・陰性尤度比をうまく利用して，目の前の患者さんの体液評価を行っていきます．

- ・ HR：心拍数増加
- ・ Axilla：腋窩乾燥
- ・ In/Out：水分量の推移
- ・ Pressure（BP）：血圧低下
- ・ Verbal：言語不明瞭
- ・ Oral：口腔内乾燥
- ・ Longitudinal furrows on tongue：舌の縦走亀裂
- ・ Eyeball：眼球陥凹
- ・ Muscle weakness：筋力低下
- ・ Ishiki：意識低下
- ・ CRT：毛細血管再充満時間＞2秒

図3　脱水を評価する所見は "HAIPo VOLEMIC"

表2　細胞外液量減少における各指標の感度・特異度・陽性尤度比・陰性尤度比

	感度（%）	特異度（%）	陽性尤度比	陰性尤度比
立位による脈拍増加＞30回/分	43	75	1.7	0.8
立位による血圧低下＞20 mmHg	29	81	1.5	0.9
腋窩乾燥	50	82	2.8*	0.6
口腔粘膜乾燥	85	58	2.0	0.3*
舌乾燥	59	73	2.1	0.6
縦方向の舌の亀裂	85	58	2.0	0.3*
眼球陥没	62	82	3.4	0.5*
意識混濁	57	73	2.1	0.6
上下肢の脱力	43	82	2.3	0.7
言語不明瞭	56	82	3.1	0.5
CRT＞2秒	34	95	6.9*	0.7

文献1より引用．
＊：有意差を認める項目
陽性尤度比＝感度/（1−特異度），陰性尤度比＝（1−特異度）/感度．

2 維持輸液の考え方

次に維持輸液です．これもまずは復習ですが，体液の恒常性を維持するための輸液，言い換えると，今後欠乏が予測される体液（ongoing fluid loss）に対する予防的補充を目的とした輸液のことです．主に維持液（3号液）が使用されますが，適切な量を輸液するには1日に必要な水分量と電解質量を把握しておく必要があります．

1）水分量の計算

まずは水分量の計算です．水分出納量は「輸液や飲水量＋代謝水」＝「尿量＋汗・不感蒸泄＋便量」の式が成立します．

一般的に代謝水［5 mL/kg］，汗・不感蒸泄［15 mL/kg］，便量［200 mL］であるため，体重50 kgの人の場合には以下のようになります．

> 輸液や飲水量 ＝尿量＋500 mL（10 mL/kg）＋200 mL
> 　　　　　　 ＝尿量＋700 mL
> 　　　　　　 〔この700 mL（便量＋汗・不感蒸泄－代謝水）を15 mL/kgとすることも多い〕

恒常性を維持するために尿量は最低500 mL（0.5 mL/kg/時）以上，できれば1,000 mL（1.0 mL/kg/時）は確保したいと考えると，輸液や飲水量（必要水分量）＝1,200〜1,700 mLとなります！

これより，大まかに以下の式に当てはめることができます．

> 必要水分量＝尿量＋15 mL/kg ≒ 1,500〜2,000 mL ≒ 30〜40 mL/kg
> （便量＋汗・不感蒸泄－代謝水≒15 mL/kg）

必要水分量を求めるにあたって注意するポイントをまとめたので参考にしてください．

① 尿量：連日患者さんのIn/Outバランスをチェックしましょう．最大濃縮尿500 mL，通常 1,000〜1,500 mLが目安です
② 便量：200 mL/日として計算します
③ 汗・不感蒸泄：不感蒸泄は主に，汗以外の皮膚，呼気からの水分喪失のことです．約15 mL/kg/日で体温が37℃から1℃上昇するごとに，汗・不感蒸泄として喪失する水分が100〜150 mL増加します
④ 代謝水：体内の炭水化物や脂肪が代謝されることで産生される水分．およそ5 mL/kg/日つくられます

2）電解質量の計算

次に電解質量の計算です．1日当たりの必要量はそれぞれ丸暗記する必要があります．

> Na 1〜2 mEq/kg，K 0.5〜1 mEq/kg，糖 100〜150 g
> 例）50 kgの人の必要量：Na 2×50 = 100 mEq，K 1×50 = 50 mEq，糖 100 g

この割合をおよそ満たすようにつくられたのが維持液（3号液）です．
また，以下のgとmEqの換算も重要です．

NaCl 1 g = 17 mEq, Na 1 g = 43.5 mEq
KCl 1 g = 13 mEq, K 1 g = 25.6 mEq

3 輸液処方の実際

1）輸液処方の大原則

輸液処方の大原則は前述した，適切な体液評価です．"現時点"で体液や電解質の不足がある場合には**補充輸液**を，現在経口摂取が低下している場合や"今後"不足が予想される場合は**維持輸液**を開始します．これらを並行して考えながら，改善がみられたらその時点で中止の判断を行います．

> **ここがピットフォール**
> **輸液は減量が重要！ 漫然と処方を継続せず毎日体液評価して適切な輸液量を決定する！**

食事量が改善しているのに過剰な輸液をだらだらと継続している光景をよく見かけます．以下にそれぞれの評価の指標を示します．

❶ 補充輸液

体重の増加，バイタルの改善，尿量の増加，エコー所見やモニター〔CVP（central venous pressure：中心静脈圧）など〕でVolumeが満ち足りたかどうかを評価します．

❷ 維持輸液

1日の必要量を経口で十分摂取できているか評価します．例えば，体重50 kgの人に1日3本輸液が入っていたとすると，

食事が少量～1/3食べられる → 輸液を2本に減らす
食事が半量食べられる → 輸液を1本に減らす
食事が2/3食べられる → 輸液を中止

といった感じです．ただし高齢者などでは元々の食事の摂取量が少ない場合があるため，食事の割合ではなく，その人にとって十分な量が摂取できているかという視点で判断してほしいと思います．

2）輸液の速度

投与速度はとても大事です．輸液量が決定しても投与速度が異なれば全く違うものになってしまうからです．例えば2,000 mL/日の輸液を行うとすると，24時間キープにすれば2,000 mL÷24時＝80 mL/時となります．しかしこれをフラッシュ（1,500 mL/時など）

で投与してしまうと，心機能や腎機能の悪い人であれば容易に心不全になってしまいます．
　したがって，

● 高齢者
● 心機能や腎機能の悪い患者
● 肝機能が悪く，腹水貯留のある患者

などでは特に注意しなければいけません．また，重症感染などで尿量確保が必要な場合は，最初に200 mL/時などの速度で早めに投与し，尿量が落ち着いたら（確保できれば）減速する方法もよく用います．24時間割で輸液速度を指定することがあるため，輸液速度と1日輸液量のイメージができるとよいです．以下にその対応表を示します（表3）．また，自分でも輸液の速度の調節ができるようになるとさらによいです（表4）．
　適切な輸液が患者さんを救うといっても過言ではありません．補充輸液と維持輸液をぜひ使いこなしてください．

おわりに

　いかがでしたでしょうか．輸液の総論に関して大まかなイメージができたと思います．
　輸液の上達は実践あるのみですが，最も重要なことは自分の頭で考えて方針を立てて，自分自身で毎日評価することと，上級医にできるだけフィードバックをもらうことです．

表3 輸液速度と1日輸液量の関係

輸液速度	1日輸液量
20 mL/時	約500 mL/日
40 mL/時	約1,000 mL/日
60 mL/時	約1,500 mL/日
80 mL/時	約2,000 mL/日
100 mL/時	約2,500 mL/日

表4 輸液速度と秒数の関係

輸液速度	間隔
500 mL/時	1秒で2滴
250 mL/時	1秒で1滴
150 mL/時	3秒で2滴
100 mL/時	2秒で1滴
80 mL/時	3秒で1滴
60 mL/時	**4秒で1滴**

成人用，輸液ポンプ用：1 mL≒15滴．

　病棟で上級医に対して，「輸液どうしますか？」と看護師の伝書鳩になるのではなく，「○○と考えて輸液を●●にしたいのですがよいですか？」とプレゼンできるようになりましょう．

　上級医も必ず通ってきた道ですので，上級医の考えが自分の方針と合っていれば自信につながりますし，違う方針であればそこに学びが生じます．苦手意識をもちがちな輸液ですが，ぜひマスターして患者さんのよりよいケアにつなげていきましょう．

■ 文　献

1）McGee S, et al：The rational clinical examination. Is this patient hypovolemic? JAMA, 17：1022-1029, 1999（PMID：10086438）
　　↑脱水の評価に自信がつく1本．エビデンスに基づいたデータをもとにプレゼンができるためには必読です．

■ 参考文献・もっと学びたい人のために

1）「The Rational Clinical Examination: Evidence-Based Clinical Diagnosis」（David Simel, et al, eds）, McGraw-Hill Education, 2008
　　↑さまざまな身体所見の感度・特異度・陽性尤度比・陰性尤度比を含み，エビデンスに基づいた身体所見の教科書．脱水以外にも勉強になります．日本語版もあり．

2）「より理解を深める！体液電解質異常と輸液 改訂3版」（柴垣有吾／著）, 中外医学社, 2007
　　↑体液電解質・輸液を学ぶうえでは欠かせません．それぞれの病態を詳述しており，暗記だけではない理解を重視した一冊．

Profile

| 松尾貴公（Takahiro Matsuo）

聖路加国際病院 感染症科 医員
2011年 長崎大学卒業，聖路加国際病院初期研修医，内科専門研修医，内科チーフレジデント，感染症科フェローを経て現職．日本チーフレジデント協会（Japanese Association of Chief Resident Association：JACRA）世話人．

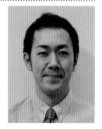

【各論：問題集】

電解質異常に対する輸液

大庭梨菜，長浜正彦

■ はじめに

　　電解質異常は定期検査や非特異的な症状をきっかけに偶発的に見つかることが多く，研修医の先生方はこれからどの診療科で研修をしてもよく遭遇するでしょう．本稿では日常臨床で最も頻度が高く，また苦手意識をもつ研修医の先生方も多いナトリウムの異常について，病態生理の理解から治療に結びつくように症例と問題を通して解説していきます．

症例1

　　85歳男性．来院1週間前に感冒様症状が出現．症状が軽快せず食思不振が継続し，ほとんど経口摂取をできていなかった．全身倦怠感が徐々に増悪し，体動困難となったため救急搬送となった．

　　意識清明，体温36.4℃，血圧98/65 mmHg，脈拍数90回/分，呼吸数12回/分，酸素飽和度98%（room air）．体重43 kg（1週間前の体重47 kg）．身体所見では口腔内が乾燥し，両下腿浮腫はなし．

　　血液検査値はNa 116 mEq/L，K 3.4 mEq/L，Cl 86 mEq/L，BUN 9.8 mg/dL，Cr 0.47 mg/dL，Glu 134 mg/dL，血漿浸透圧 252 mOsm/L．尿検査値は尿Na 15 mEq/L，尿K 11 mEq/L，尿Cl 27 mEq/L，尿浸透圧 357 mOsm/Lだった．

問題1-1：本患者の低ナトリウム血症の原因として
　　　　　考えられるものは何か？

問題1-2：本患者の低ナトリウム血症に対して
　　　　　どのような初期対応をするか？

症例1のつづき

　初療を開始してから12時間後，血清Na値が124 mEq/Lまで改善した．また直近の1時間で150 mLの排尿があった．
　尿検査値は尿Na 30 mEq/L，尿K 24 mEq/L，尿Cl 51 mEq/Lだった．

問題1-3：この後，どのような対応をするか？

症例2

　92歳女性．来院1カ月前から認知症が進行し，徐々に食事摂取量が低下していた．1週間前より歩行困難，傾眠傾向となったため家族同伴で救急外来を受診した．
　意識レベルはJCS Ⅱ-20（普段よりやや悪い程度），体温35.8 ℃，血圧158/82 mmHg，脈拍数104回/分，呼吸数16回/分，酸素飽和度95％（room air）．体重歴は不明，受診時に測定した体重は40 kg．身体所見では口腔内は湿潤で，ごく軽度の両下腿浮腫を認めた．
　血液検査値はNa 117 mEq/L，K 3.8 mEq/L，Cl 92 mEq/L，BUN 15.6 mg/dL，Cr 0.46 mg/dL，Glu 134 mg/dL．尿検査値は尿Na 119 mEq/L，尿K 13 mEq/L，尿Cl 126 mEq/Lだった．

問題2-1：本患者の低ナトリウム血症に対して どのような初期対応をするか？

症例2のつづき

　初療をしてから2時間経った後に経過をみたところ，血清Na値は115 mEq/Lに増悪し，全身性の痙攣症状が出現した．
　血液検査値はNa 115 mEq/L，K 3.8 mEq/L，Cl 91 mEq/L．尿検査値は尿Na 148 mEq/L，尿K 26 mEq/L，尿Cl 129 mEq/Lだった．

問題2-2：次の治療ステップとしてどのように対応するか？

79歳女性. 大脳半球の広汎な心原性脳梗塞のために脳神経外科入院中. 入院当日から6日間グリセオール® 200 mLが1日3回投与されていた. 脳梗塞後遺症による意識レベルの低下があり, 第10病日に痙攣を認めた.

意識レベルはJCS Ⅱ-20, 体温36.8℃, 血圧103/72 mmHg, 脈拍数92回/分, 呼吸数24回/分, 酸素飽和度93％ (room air). 体重歴は56.4 kgで入院時より2kg減少あり. 身体所見では口腔内・皮膚・腋窩の乾燥あり. 前日の尿量は2,300 mLであった.

血液検査値はNa 181 mEq/L, K 3.9 mEq/L, Cl 146 mEq/L, HCO_3^- 28.2 mEq/L, BUN 35.2 mg/dL, Cr 0.59 mg/dL, Glu 318 mg/dL, 浸透圧382 mOsm/kg. 尿検査値は尿Na 23 mEq/L, 尿K 59 mEq/L, 尿Cl 24 mEq/L, 尿浸透圧851 mOsm/kgだった.

> **問題3-1:本患者の高ナトリウム血症の原因として**
> **どのような病態が考えられるか？**
>
> **問題3-2:本患者の高ナトリウム血症に対して**
> **どのような初期対応をするか？**

1 低ナトリウム血症の診断と治療アプローチ

> 問題1-1の解答:有効循環血漿量の低下 (hypovolemic hyponatremia)
> 問題1-2の解答:生理食塩水を2 mL/kg/時で投与
> 問題1-3の解答:5％ブドウ糖液を150 mL/時で投与

1) 低ナトリウム血症の定義・分類[1]

ここでは低ナトリウム血症に関する欧州のガイドライン[1]に基づいて考えていきます. 低ナトリウム血症は血清Na濃度が135 mEq/L未満と定義され, 血清Na値によりmild (130～135 mEq/L), moderate (125～129 mEq/L), profound (125 mEq/L未満) と生化学的に分類されます.

しかし, より重要なのは数値での分類でなく, 時間経過と症状による重症度の評価です. 発症後48時間未満が「急性」, 48時間以上が「慢性」に分けられます. 実際には来院前の直近のデータがなく発症時期が不明なことが多いですが, その場合は「慢性」として対応します. また症状によってmoderately symptomatic hyponatremia (嘔吐を伴わない嘔気・錯乱・頭痛) とseverely symptomatic hyponatremia 〔嘔吐・痙攣・意識障害 (GCS＜8)・傾眠・循環不全〕に重症度分類されます. 低ナトリウム血症をみた際, 時間経過と症状の程度によって治療アプローチが異なるため, この重症度分類は重要です.

症例1はNa 116 mEq/Lとprofoundな低ナトリウム血症が存在し, また食思不振, 全身

倦怠感を認めるため，慢性の moderately symptomatic hyponatremia といえるでしょう．

　低ナトリウム血症の病態を理解するうえで重要なポイントは，「**血清Na値の異常は，自由水バランスの異常である**」ということです．「**自由水排泄障害のため相対的に自由水が過剰な状態**」として病態をとらえましょう．

2) 低ナトリウム血症の診断

> **ここがポイント：低ナトリウム血症診断の3つのポイント**
> ❶ 真の低ナトリウム血症か（True hyponatremia or not）？
> ❷ ADHは抑制されているか（ADH is suppressed or not）？
> ❸ 有効循環血漿量の低下はあるか（Volume depletion or not）？

❶ 真の低ナトリウム血症か？

　まずは血漿浸透圧を測定して真の低ナトリウム血症，すなわち**低張性低ナトリウム血症**（血漿浸透圧＜280 mOsm/L）であるかを判断します．なぜなら，低張性低ナトリウム血症こそが脳浮腫を招くためにすみやかな治療が必要な病態だからです．**高張性低ナトリウム血症**は，グルコースやマンニトールなどの有効浸透圧物質が増加することで細胞外が高浸透圧になり，細胞内から細胞外への水の移動が起こることによって低ナトリウム血症が生じます．また**等張性低ナトリウム血症**は**偽性低ナトリウム血症**ともいわれ，中性脂肪やコレステロール，過剰な免疫グロブリンが上昇した状態です．これらを含めてNa濃度を測定すると，本来は正常な濃度でも見かけ上，低濃度として測定されます．これら高張性・等張性低ナトリウム血症は緊急で治療する必要がなく原疾患の治療を優先します[2]．

❷ ADHは抑制されているか？

　本来，低ナトリウム血症ではADH（antidiuretic hormone：抗利尿ホルモン）分泌が抑制され尿浸透圧は低値となるはずですが，そうならない場合は**ADH分泌刺激を生じる病態**があると考えられます．これらの病態にはSIADH（syndrome of inappropriate secretion of antidiuretic hormone：抗利尿ホルモン不適合分泌症候群）や有効循環血漿量の低下（hypovolemic hyponatremia），さらにはsickness（痛みやストレス，嘔吐などの症状）などがあげられます．**ADH分泌刺激の有無は尿浸透圧を測定して自由水排泄障害の有無があるかで評価します．**低ナトリウム血症では通常，尿浸透圧が100〜200 mOsm/kg以下になって自由水排泄を促しますが，尿浸透圧がそれ以上の場合は自由水排泄障害があると判断します．

❸ 有効循環血漿量の低下はあるか？

　さまざまなパラメータを用いて評価しますが，**尿のNa濃度**測定が有用です．有効循環血漿量が低下すると尿Na濃度は低下します．加えてバイタルサイン，身体所見，エコー所見などを総合して体液評価を行います．

❹ 診断アルゴリズム

　従来の低ナトリウム血症診断アルゴリズムでは細胞外液量の評価[3] からはじまったのですが，実際には細胞外液量の評価に苦慮することが多いため，あまり実用的ではありませんでした．そこで欧州ガイドライン2014[1] のアルゴリズムでは尿浸透圧から尿Na濃度へとフローチャートが進むように作成されました（図1）．尿浸透圧と尿Na濃度については❷，❸にその考え方を説明しました．カットオフは尿浸透圧が100 mOsm/kg，尿Na濃度が30 mEq/Lですが病態や各種所見を総合的に考えて判断する必要があります．

　特に入院患者の初診時は発熱，疼痛などのストレス下でADH分泌刺激されていることが多く，尿張度や尿浸透圧がSIADH様に高値を呈することがあります．しかし，入院後数時間で発熱や疼痛への対症療法が行われてADH分泌刺激が消失すると，突如として低張の大量尿が排出されて水中毒様の所見へ変化することをしばしば経験します．したがって，可能であれば初診時だけでなく経時的に尿浸透圧・尿中電解質をフォローすることが重要です．

❺ 症例1を考える

　症例1に戻ります．来院1週間前より経口摂取ができずに体重が4 kg減少しており，身体所見上も脱水が示唆され，尿中Na濃度が15 mEq/Lと低値であることから，有効循環

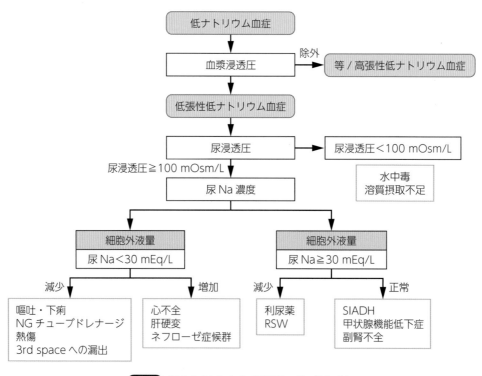

図1　低ナトリウム血症診断アルゴリズム
文献4より引用．
RSW：renal salt wasting

血漿量の低下が低ナトリウム血症の原因であると考えられます（問題1-1の解答）．初期対応としては，有効循環血漿量の減少がある場合には，「補充輸液」として低張な維持液（3号液）ではなく生理食塩水を1 mL/kg/時で輸液を開始します．なお当院では食事摂取不可時には「維持輸液」として1 mL/kg/時を追加し，計2 mL/kg/時で生理食塩水を開始しています（問題1-2の解答）[4]．低ナトリウム血症の「維持輸液」は低張な維持液（3号液）ではなく等張液を使いましょう．

3）治療の大原則：過剰補正の予防

❶ ガイドラインが示す安全な補正速度

慢性の低ナトリウム血症の補正を急速に行うと，浸透圧性脱髄症候群（osmotic demyelination syndrome：ODS）を生じ，脳に不可逆的な障害を残すことが報告されています．これは脳細胞内の浸透圧が低張のまま細胞外液だけが急に高張になるため，細胞内の水分が急速に細胞外に移動することで細胞内脱水を引き起こすからです．したがって安全な低ナトリウム血症の補正速度を守り，過剰補正には注意が必要です．欧州ガイドライン2014[1]では安全な補正速度として，治療開始後24時間で10 mEq/L以内，その後の24時間では8 mEq/L以内と定められています．ODSのリスクファクターとしては，重度の慢性低ナトリウム血症，アルコール依存症，肝不全，低栄養，低カリウム血症などが知られています[5]．

ここがポイント

慢性の低ナトリウム血症における急速補正はODSのリスクが高い．

❷ 当院での過剰補正予防

hypovolemic hyponatremiaは，有効循環血漿量の低下が原因となり，ADH分泌刺激が引き起こされることで生じます．これに対して輸液で加療し有効循環血漿量が増加すると，ADH分泌が抑制されて大量の自由水が尿として排出し，血清Na濃度が急速に上昇することをしばしば経験します．前述のとおり過補正の予防が治療の大原則のため，当院では前述のガイドライン安全補正速度に従い，治療開始後24時間以内に上限である10 mEq/Lに到達する前の8 mEq/Lに到達した時点で過補正予防の介入を行います．その後の24時間でも同様に治療開始24時間後のNa値から上限手前の6 mEq/Lに到達した時点で介入を行っています．

●過補正予防の介入
・直前の1時間尿量と同量の5％ブドウ糖液を次の1時間で補充
・ただし時間あたり0.25 mL/kg以上の5％ブドウ糖液を投与すると高血糖を引き起こすため，時間尿量が200 mL以上の場合は5％ブドウ糖液を200 mL/時で投与しながらDDAVP（デスモプレシン）点鼻を考慮する[4]．

症例1では，血清Na値が治療開始12時間時点で8 mEq/L上昇しているため，5％ブドウ糖液を150 mL/時で投与しました（問題1-3の解答）．直近の時間尿量が200～300 mL以上であれば5％ブドウ糖液補充で間にあわない可能性が高いので，デスモプレシン点鼻2 puff（5 μg）を投与します．デスモプレシン点鼻の効果は症例により差が大きく，当院では効果不十分（投与後1時間の尿量が低下しない）な場合には5→10→15 μgと増量します．

2 3％食塩水を使用する症例とその使用方法

> 問題2-1の解答：0.9％生理食塩水を2 mL/kg/時で投与
> 問題2-2の解答：3％食塩水を2 mL/kg 20分間かけて静注し，血清Na濃度5 mEq/L上昇ないし症状消失するまでくり返す

1) 3％食塩水使用の条件と投与方法

前述したように低ナトリウム血症の治療では過補正予防が重要であり，多くの低ナトリウム血症が生理食塩水による脱水の補正や，水制限・利尿薬の使用によって適正な体液量にすることで自然軽快します．そのため実際には3％食塩水の使用を必要とする症例は少ないです．ではどのようなときに使用するのでしょうか．

神経症状のみられる急性低ナトリウム血症や，慢性低ナトリウム血症でも痙攣・意識障害などのsevereに該当する症状がある場合では緊急治療の対象となり，3％食塩水使用を考慮します．急性低ナトリウム血症では細胞内液の浸透圧が細胞外液より高くなるため，細胞内へ水が移動して細胞容積が増大し，脳では脳浮腫，さらには脳ヘルニアを引き起こします．3％食塩水は低ナトリウム血症の原因によらず，すべての場合で血清Na濃度を上昇させるため，急性低ナトリウム血症に有効です．緊急補正は複数のガイドライン，専門家の意見に基づき，初期治療開始数時間でNaを5 mEq/L前後上昇させ，24時間当たりの上昇は8～10 mEq/Lにとどめることが推奨されています[2]．

2) 輸液でどれくらい血清Naは上昇するか？

Adrogue–Madias（アドログマディアス）式による輸液1 L投与後の血清Na変化は以下の式でまとめられます．

$$⊿[Na] ＝ \{輸液中の陽イオン濃度([Na] ＋ [K]) － 血清[Na]濃度\} ／ \{(体重 × 0.6) ＋ 1\}$$

ただし，この式は尿や不感蒸泄など経時的な体液の喪失が起こっていないことが前提なので実際には予想より補正が大きくなる場合が多いです．

この式を考慮すると，生理食塩水投与で上昇するNaは微々たるものですが，実際には尿として自由水が排出されるため有効循環血漿量の低下による低ナトリウム血症の脱水を補正する場合ではNaが数mEq/L上昇します．

一方で3％食塩水を短時間で1 mL/kg投与する場合は，体液の喪失をあまり考慮せずにすむため，Adrogue-Madias式の計算通りに血清Na値は約1 mEq/L上昇します．

 ここがピットフォール

低ナトリウム血症が生理食塩水で改善するのは，血清のNa濃度よりも濃い輸液をしているからではない！

3) 症例2を考える

症例2は先ほどの症例1と同様，体液量減少を示唆する病歴ですが，身体所見上は明らかな脱水所見を認めず，体重歴は不明です．また症状としては普段から認知症があるため，この意識レベルが低ナトリウム血症の症状であるかも不明です．さらに尿所見は尿Na濃度119 mEq/Lと高値であり，SIADHパターンを呈しています．前述の通り初診時は嘔気やストレスなどによってADHが上昇することで尿浸透圧，尿張度が一過性に上昇している可能性があるため，症例1と同様に，hypovolemic hyponatremiaとして生理食塩水を2 mL/kg/時で投与開始して経過観察としました（問題2-1の解答）．

経験的に入院時の一過性のストレスによるADHの上昇は数分から数時間で抑制されることが多いですが，本症例は生理食塩水を投与開始して2時間経過しても，依然として尿Na 148 mEq/Lと高値で，血中Na＜尿中Na＋Kであることから，低ナトリウム血症が進行していると判断しました．さらには痙攣というsevereに該当する症状が出現したため，緊急に低ナトリウム血症を改善する必要があり，実際に，3％食塩水を2 mL/kg 20分間かけて静注し，血清Na濃度5 mEq/L上昇ないし症状消失するまでくり返し，投与します（問題2-2の解答）．

つまり，SIADHに生理食塩水を投与したために低ナトリウム血症が増悪し，痙攣を生じたと考えられます．そのため症例2は，はじめからSIADHの治療（水制限±溶質負荷）をすべきであったといえます．

＜3％食塩水の作成方法＞
・塩化ナトリウム注 10％：120 mL
・生理食塩水：400 mL

---

3 高ナトリウム血症の診断と治療アプローチ

問題3-1：意識障害による自発的な飲水困難＋グリセオールによる浸透圧利尿
問題3-2：5％ブドウ糖液を2 mL/kg/時で投与開始

1) 高ナトリウム血症をきたす患者群とは？

　高ナトリウム血症は血清Na濃度＞145 mEq/Lと定義されます．自由水の過剰喪失もしくはNaの過剰負荷が原因で起きますが，臨床では多くの場合，腎臓（尿崩症・浸透圧利尿），消化管（下痢・嘔吐），皮膚（不感蒸泄）からの自由水の喪失によって生じます[4]．通常は血漿浸透圧が上昇すると口渇中枢が刺激され飲水行動を起こしたり，ADH分泌が刺激され尿細管での水吸収が亢進したりするため高ナトリウム血症をきたすことは稀です．しかし，小児・高齢者・意識障害の患者などでは口渇中枢の異常や飲水困難のため高ナトリウム血症となります．

2) 高ナトリウム血症は細胞外液量の評価と尿浸透圧・尿量で診断される（図2）

　細胞外液量が増加していれば，高張食塩水や高張炭酸水素ナトリウムなどのNa過剰負荷がないかを確認します．一方で，細胞外液量の増加がなければ尿浸透圧・尿量を確認します．具体的には最大濃縮尿（800 mOsm/kg超）か最少尿量（500 mL/日未満）になっているかを確認し，腎臓が最大限に尿を濃縮している場合には消化管・皮膚からの自由水喪失を疑います．最大濃縮尿・乏尿でなく腎性の自由水喪失の場合は，浸透圧利尿の可能性がないか確認します．希釈尿（200 mOsm/kg未満）の場合には尿崩症が疑われます．

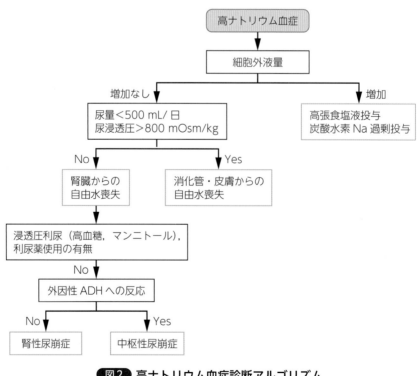

図2　高ナトリウム血症診断アルゴリズム
文献4より引用．

> **浸透圧利尿とは？** [2]
> 浸透圧物質により尿細管内の浸透圧が上昇した場合，これを等張に保つためにNaと水の再吸収が減少するため利尿が促進される．高血糖，高BUN血症，マンニトールやグリセオール®などの浸透圧物質が存在するときに生じる．

　症例3では尿浸透圧は高値ですが尿量が2,000 mL以上排出されていることから，意識障害により自発的に飲水ができない状態でグリセオール®が投与されたことにより浸透圧利尿をきたし，高ナトリウム血症が加速したと考えられます（問題3-1の解答）．

　また高血糖も合併しており，補正Naを計算すると184 mEq/Lと測定値よりもさらに高値であることがわかりました．

> **＜血糖値での補正Na＞**
> 補正Na ＝ 測定Na ＋ 1.6 ×（血糖値－100）/100

3）高ナトリウム血症の治療：自由水欠乏量を5％ブドウ糖液で補充

　後述の式①を用いて自由水欠乏量を計算し，2〜4日かけて5％ブドウ糖液で補充する方法が一般的です．また飲水や，経管栄養中は食間水での補充も可能です．ただし循環動態が不安定なvolume depletionを伴う場合には細胞外液の投与が優先されます．

> **式①**
> 自由水欠乏量(L) ＝ 体重(kg) × 0.6 × ｛血清Na(mEq/L) － 140)｝/140
> （体重×0.6：体水分量）

　式①は尿中への自由水排泄を無視しており，応用編として下記の式②で尿中への自由水喪失量を概算できます．実際には式①で計算した自由水欠乏量に加えて，この式②で計算される分も補充する必要があるということです．

> **式② Electrolyte Free water clearance**
> 1時間当たりに排泄された自由水 (mL)
> 　＝ 1時間の尿量（mL/時）×｛1 －〔尿Na(mEq/L) ＋ 尿K(mEq/L)〕/ 血清Na (mEq/L)｝

　1日で血清Na値を10 mEq/L下げることを目標とすると，必要な自由水は式①よりだいたい**時間当たり体重×2 mL**になります．初療としてまずは**5％ブドウ糖液2 mL/kg/時**で開始し，血清Na値が低下しているかをフォローしましょう．

　高ナトリウム血症に関してはガイドライン上，安全な補正速度が決まっていないですが，急速な補正は脳浮腫を招くため，**時間当たり0.5 mEq/Lの補正，24時間に10〜12 mEq/Lの補正**にとどめるのが妥当でしょう [4]．

■ おわりに

　今回扱ったナトリウムの異常は臨床上，最も頻度が高い電解質異常ながらも，病態が複雑なため苦手意識をもつ方が多いです．また近年，高齢患者が増加しているのでますます低ナトリウム血症・高ナトリウム血症の患者を診る頻度は増すでしょう．本稿で紹介した考え方・計算式はそのほかの電解質異常，さらには輸液一般を考えるうえでも重要です．研修医の皆さんにはぜひこの機会に基本的な考え方を学んでいただき，輸液・電解質に自信をもってもらえれば幸いです．

■ 文 献

1）Spasovski G, et al：Clinical practice guideline on diagnosis and treatment of hyponatraemia. Eur J Endocrinol, 170：G1-G47, 2014（PMID：24569125）
2）「シチュエーションで学ぶ輸液レッスン 改訂第2版」（小松康宏，西﨑祐史，津川友介/著），メジカルビュー社，2015
3）「より理解を深める！体液電解質異常と輸液 改訂3版」（柴垣有吾/著），中外医学社，2007
4）「内科レジデントマニュアル 第9版」（聖路加国際病院 内科専門研修委員会/編），医学書院，2019
5）Adrogué HJ & Madias NE：Hyponatremia. N Engl J Med, 342：1581-1589, 2000（PMID：10824078）
6）Adrogué HJ & Madias NE：Hypernatremia. N Engl J Med, 342：1493-1499, 2000（PMID：10816188）

Profile

大庭梨菜（Rina Oba）

聖路加国際病院 腎臓内科，東京慈恵会医科大学 腎臓・高血圧内科
苦手意識のあった電解質ですが，聖路加国際病院 長浜正彦 先生のもとたくさんの症例を経験させていただき，病態の理解が進み楽しく学んでいます．日本赤十字社医療センター内科プログラムにて初期研修の後，東京慈恵会医科大学 腎臓・高血圧内科に入局，腎病理の研究班に属しており，今後は大学院へ進学し研鑽を重ねます．

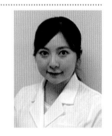

Profile

長浜正彦（Masahiko Nagahama）

聖路加国際病院 腎臓内科 医長

【各論：問題集】

ICU領域の輸液

藤野貴久，上原由紀，松尾貴公

■ はじめに

　ICU領域の輸液は長距離走に似ています．患者さんを救うために輸液を行い，効果をモニタリングしますが，過剰な輸液は呼吸状態を悪くしてしまいます．また一方で過少な輸液は組織低酸素の助長や腎前性・腎性腎不全を引き起こします．これらに対して，人工呼吸管理，血液浄化療法などを駆使しながら，原疾患が改善するまで輸液を使った戦いは続いていきます．そして原疾患を克服できると，いろいろなパラメーターがよくなっていき輸液の必要性もなくなります．われわれができることは，患者さんに可能な限り害を与えない輸液を心がけることです．まだまだ不明な点も多い分野ですが，研修医の先生方に知っておいてほしい点を明日から実践できるようにまとめましたので，ぜひ本稿をご活用ください．

症例

　79歳女性．屋内でのADLは全自立で，屋外では杖を使って歩行している．搬送4日前から排尿時の違和感，頻尿を訴えていた．搬送前日の夜間から悪寒戦慄があり，トイレで嘔吐したため救急車搬送となった．

来院時バイタルサイン：意識 JCS Ⅱ-10，体温39.0℃，血圧75/50 mmHg，脈拍数110回/分・整，呼吸数28回/分，SpO2 98％（room air）．

身体所見：全身状態不良，舌乾燥あり，右肋骨脊柱角の叩打痛あり，呼吸様式は大呼吸，右腎把握痛あり，末梢は温かい，毛細血管再充満時間＞2秒であった．

　ER看護師がテキパキと点滴ルートや採血の準備をしている．ここで，看護師から質問が飛んできた．「先生，輸液は何を準備しますか？」

問題1：看護師の質問に対するあなたの答えはどれか？

ⓐ えーと，えーと上級医に聞いてきます！

ⓑ 決まってますよ！ いつもの通り生食で！

ⓒ （そうだこういうときの開始液だな！）1号液で！

ⓓ （生食でもいいけど，おそらく大量負荷になるのでバランス輸液の方がいいかな）
乳酸リンゲル液か酢酸リンゲル液を2〜3本用意しておいてください．

問題2：「はいわかりました．速さはどうします？ それと2本目以降も同じ速度でいいですか？」と看護師から矢継ぎ早に質問が飛ぶ．これに対するあなたの答えはどれか？

ⓐ うわー上級医先生，助けてー！

ⓑ …と，と，とりあえず全開でお願いします！ 2本目以降もそのまま全開で！

ⓒ いつもどおり30 mL/kgで！

ⓓ 1本目は全開で行きましょう．蘇生期の輸液量を計算したいのでベッドで体重を測ってもらっていいですか．少なくとも1時間以内に30 mL/kgは投与しましょう．

問題3：「先生，CVとかAラインとか入れます？ いらないですか？」この質問に対してあなたが必要と思うデバイスはどれか？

ⓐ 末梢挿入型中心静脈カテーテル

ⓑ 中心静脈カテーテル

ⓒ 気管挿管

ⓓ 動脈圧ライン（Aライン）

　さて，皆さんどうですか．自信をもって答えを選べましたか？「当然！」という方々は素晴らしい！ きっと今までに似たような症例経験があり，素晴らしい指導医から適切な助言を貰えた，もしくは自分で必死に勉強されたのでしょう．一方，「全然わからなかった」「自信をもって選べたとはいえない…」という先生方，安心してください．本稿で自信をもって初療にあたることができるようになります．

　さてこの症例はおそらく，複雑性腎盂腎炎に伴う敗血症性ショックですよね．ERでよく見かける典型パターンです．どのような輸液を行うのがよいか，正解をチェックしてみましょう．

1 敗血症を疑ったときに輸液は何を使用すればよいか？

> 問題1の解答：ⓑ 生理食塩水
> ⓓ 乳酸リンゲル液か酢酸リンゲル液

● ショックのときの輸液製剤

どの輸液製剤を使うべきか，皆さんは真剣に考えたことがありますか．なんとなく生理食塩水（normal saline：NS）を使ったり，最悪の場合は維持液を指示したりしていませんか？ 本症例では，まだ血液ガスの結果はわかりませんがおそらく**代謝性アシドーシス**があると予想されます．なぜって？ 呼吸数に注目です．そう，大呼吸で頻呼吸です．これはアシデミアを代償しようと頑張っている所見だと考えられます．有名なところでは糖尿病性ケトアシドーシスがありますが，ショックの状態で乳酸アシドーシスとなっても同様に大呼吸で頻呼吸を示します．また毛細血管再充満時間（capillary refiling test：CRT）も延長していますね？ これは末梢循環不全を示しています．これらの所見から，**低血圧による組織低灌流**が示唆され一瞬でショックであると判断できます．

ショックの場合，まず選択するべき輸液は**晶質液**かつ，**張度が血液と近い等張液の細胞外液**です．さらに言えば，生理食塩水よりも乳酸リンゲル液や酢酸リンゲル液などのバランス輸液がベターなのではないか，とされています．1つ1つ勉強していきましょう．

❶ 膠質液

アルブミン製剤が代表である膠質液はより高い浸透圧をもち，血管外から血管内に水分を引っ張るため晶質液よりも少ない量で同等の有効循環血液量増量の効果を示すと考えられていました．しかし，複数のRCTやメタ解析で**晶質液でも膠質液でも死亡率には差がない**という結果が相次ぎました[1~4]．また膠質液にはコストがかかる，アレルギー反応や凝固障害などの副作用が多いというデメリットがあるため，**現在では晶質液が第1選択**となっています．

❷ 晶質液〜生理食塩水とバランス輸液製剤

晶質液は生理食塩水とバランス輸液製剤に大きく分けることができます．バランス輸液製剤とはリンゲル液のことで，Na濃度がNSより低く，その代わりにCaやMgイオンなどを含んだ，より生理的な組成になっています．さらに陰イオンのなかには緩衝材として乳酸，酢酸，重炭酸イオンなどが含まれているという特徴があります．それぞれの組成を**表1**にまとめました．眺めるとわかるように，生理食塩水は血漿と比較して大量のClイオンが

含まれている一方でCaやMgなどは一切含まれません．普段，生理食塩水を何リットルも投与する機会はないので意識しませんが，こと敗血症においては大量輸液が必要となりうるため，注意が必要です．生理食塩水大量負荷によって起こりうる害を表2に示します．これに関しても複数の研究があり，わかっていることはNS群では急性腎障害や代謝性アシドーシスが多くなる可能性があることです．一方で死亡率などの予後に関しては結論が出ていません[5〜7]．以上から，敗血症の初期輸液であえてNSを選択する理由はなくバランス輸液製剤を選択するほうがよさそう，ということがわかります．というわけで，正解は⑥と⑥で，⑥のほうが大正解となります．

表1 代表的な輸液製剤の組成

電解質 (mmol/L)	Na	K	Cl	Ca	Mg	HCO3	乳酸	酢酸	浸透圧 (mOsm/L)
血漿	140	4〜5	100	2.2	1〜2	24	1	0	290
生理食塩水	154	0	154	0	0	0	0	0	308
乳酸リンゲル液	130	4	109	3	0	0	28	0	273
酢酸リンゲル液	130	4	109	3	0	0	0	28	270
重炭酸リンゲル液	130	4	109	3	2	28	0	0	277

表2 生理食塩水大量負荷による代表的な有害事象

有害事象	機序
急性腎障害	Cl負荷により腎血管の収縮が起き，腎血流や腎皮質組織灌流の低下が起きるため
高Cl性代謝性アシドーシス	大量のCl投与により細胞内外の強イオン差が低下するため

2 初期輸液はどのくらい投与すればよいか？

問題2の解答：ⓑ 1本目，2本目以降ともに全開で投与
ⓓ 1本目は全開，2本目以降は少なくとも1時間以内に30 mL/kg
は投与

● 蘇生期輸液の速度と量

　これに関しては，まず敗血症の輸液治療における4つの病期を理解する必要があります
（表3）[8]．問題となっている場面は，Rescue期の輸液方針を問うていることがわかります．
またSurviving Sepsis Campaign Guidelines 2016（SSCG2016）[9] には1時間バンドルと
いう，とっても役に立つ目標が提示されています（表4）．これには30 mL/kgの輸液を急
速投与しろ，と書かれていますね．なので正解はⓑとⓓ両方です．ⓓはとってもスマート
な研修医ですが，ⓑのがむしゃら研修医も間違ってはいません．

表3 敗血症の輸液治療における病期

1. Rescue期（蘇生期）
2. Optimization期（適正期）
3. Stabilization期（安定化期）
4. De-escalation期（減量期）

表4 敗血症性ショックの1時間バンドル

1. 乳酸値を測定し，最初の乳酸値が2 mmol/Lより高ければ再検する
2. 抗菌薬を投与する前に血液培養を採取する
3. 広域抗菌薬を投与する
4. 低血圧もしくは乳酸値が4 mmol/L以上であれば，30 mL/kgの晶質液を急速投与する
5. 輸液後に平均血圧65 mmHg以上を維持することができなければ昇圧薬を使用する

3 初期輸液の後の輸液戦略はどうすればよいか？

> 問題3の解答：ⓑ 中心静脈カテーテル
> 　　　　　　　ⓓ 動脈圧ライン

1) ICU における輸液の目的

　　輸液の目的のひとつに，「組織への酸素供給量を上げて，酸素需給バランスを保つこと」があげられます．ICU における輸液はこの目的で使用しているのです．血圧が低いから，頻脈だから，なんとなく必要そうだから，という理由で輸液をしてはいけません．組織低酸素をモニタリングして，酸素供給量を上げなくてはならないと判断したときにはじめて**輸液必要性**が出てきます．では輸液をしたらなぜ酸素供給量が上がるのでしょうか？

> 酸素供給量（DO_2）＝心拍出量（CO）×動脈血酸素含有量（CaO_2）
> 　　　　　　　＝1回心拍出量×心拍数×｛1.34×ヘモグロビン×
> 　　　　　　　　　動脈血酸素飽和度（SaO_2）＋0.003×動脈血酸素分圧（PaO_2）｝

　　この式を眺めてください．輸液をすることで，心臓への前負荷が増加し1回心拍出量，ひいては心拍出量が増加するからだとわかります．では心拍出量の増加を達成するために，われわれに必要なことは何でしょうか．答えは，**組織低酸素の所見**を知ることと，**輸液反応性**を評価することです．

2) 組織低酸素の所見

　　組織低酸素の所見はいろいろあります．身近なところでは乳酸値が代表でしょう．ただ研修医の先生方にはもっと基本的なポイントを知っておいてほしいのです．3つの指標を覚えましょう[10]．

> ① 皮膚（冷汗，チアノーゼ，CRTの延長など）
> ② 尿（0.5 mL/kg/時未満）
> ③ 意識

　　特に皮膚は慣れないうちだと意識しづらいポイントですが，すぐに情報が得られる優れた所見です．CRTは乳酸値の代用となりうるのでは，という研究[11]も近年出てきているのでぜひとも覚えておきましょう．

3) 輸液反応性とは

　　輸液反応性の定義は「輸液によって心拍出量が$10 \sim 15$％増加すること」です[12]．ここで注意点があります．それは，**輸液必要性と輸液反応性は違う！**ということです．**輸液必要性**は組織低酸素の所見などから判断するものです．「網状皮斑やCRT延長があるし，乳酸アシドーシスもあるから酸素供給量を上げないと！」と輸液必要性を判断したときの方法の1つとして輸液があります．そして，輸液をしたい！と考えたときに上手く心拍出量

が上昇してくれるかどうかを評価するのが**輸液反応性**です．では，輸液反応性の指標を具体的にみていきましょう．

4) 輸液反応性の指標

　大きく分けると静的指標と動的指標があります．静的指標とは，ある1点での圧力やサイズを測定して指標とするものです．一方，動的指標はさまざまな項目の"変化"から輸液反応性を評価するものです．静的指標には，中心静脈圧や上大静脈径や下大静脈径などがあります．というわけで，ⓑが1つ目の正解になります．ちなみに，末梢挿入型中心静脈カテーテルは薬や中心静脈栄養剤の安全な投与経路として広がりつつありますが，カテーテル径が細くかつ長いため急速輸液する際には適しません．よって敗血症の急性期には中心静脈カテーテルが優先されるため，ⓐは不正解となります．

　動的指標は心肺連関（Heart-Lung interaction）を利用した指標と，それとは関係のない指標の2種類に分けられます．前者は，stroke volume variation（SVV：1回拍出量変動），pulse pressure variation（PPV：脈圧変動），下大静脈径の呼吸性変動などです．後者は，受動的下肢挙上試験（passive Leg Raising test：PLR）と輸液チャレンジの2つがあります．動脈圧ラインは心拍出量や1回心拍出量はもちろん，このSVVもモニターすることができるためⓓが2つ目の正解となります．

　それぞれ説明していると，1冊の本が出来上がってしまうので今回は紹介にとどめます．覚えておいてほしいことは，Optimize期にはこれらの指標を駆使して輸液戦略を立てていくこと，輸液の目的を見失わないこと，輸液必要性と輸液反応性は違うこと，の3つです．

■ おわりに

　本当はもっともっと伝えたいことがあるのですが，今回は研修医の皆さんにまずは覚えてほしい必要最小限の内容にとどめました．以下に本稿のTake home messageをまとめるのでご活用ください．

 ここがポイント

① 敗血症性ショックの初期輸液はバランス輸液製剤を選ぶ！
② 蘇生期は30 mL/kgを全開投与で！ためらうな！
③ Optimize期には，輸液必要性と輸液反応性を評価して，個々の症例に合った輸液戦略を立てる！

■ 文　献

1 ）Finfer S, et al：A comparison of albumin and saline for fluid resuscitation in the intensive care unit. N Engl J Med, 350：2247-2256, 2004（PMID：15163774）
　　↑ICU の蘇生期の輸液として使うのはアルブミン製剤か生理食塩水かを検討したエポックメイキングな試験です．

2 ）Annane D, et al：Effects of fluid resuscitation with colloids vs crystalloids on mortality in critically ill patients presenting with hypovolemic shock：the CRISTAL randomized trial. JAMA, 310：1809-1817, 2013（PMID：24108515）
　　↑SAFE study から 9 年のときを経ても結果は変わらず．

3 ）Perel P, et al：Colloids versus crystalloids for fluid resuscitation in critically ill patients. Cochrane Database Syst Rev, 28：CD000567, 2013（PMID：23450531）
　　↑Cochrane によるシステマティックレビューでも重症患者の蘇生期の輸液は晶質液でよいと結論付けられています．

4 ）Caironi P, et al：Albumin replacement in patients with severe sepsis or septic shock. N Engl J Med, 370：1412-1421, 2014（PMID：24635772）

5 ）Yunos NM, et al：Association between a chloride-liberal vs chloride-restrictive intravenous fluid administration strategy and kidney injury in critically ill adults. JAMA, 308：1566-1572, 2012（PMID：23073953）
　　↑重症患者の輸液として使うのは生理食塩水かバランス輸液製剤かを検討した代表的な研究．

6 ）Raghunathan K, et al：Association between the choice of IV crystalloid and in-hospital mortality among critically ill adults with sepsis*. Crit Care Med, 42：1585-1591, 2014（PMID：24674927）
　　↑晶質液の種類を敗血症に絞って検討した研究．

7 ）Young P, et al：Effect of a Buffered Crystalloid Solution vs Saline on Acute Kidney Injury Among Patients in the Intensive Care Unit：The SPLIT Randomized Clinical Trial. JAMA, 314：1701-1710, 2015（PMID：26444692）
　　↑すでに AKI がある患者に対する晶質液の種類の検討．

8 ）Hoste EA, et al：Four phases of intravenous fluid therapy：a conceptual model. Br J Anaesth, 113：740-747, 2014（PMID：25204700）
　　↑本文中にも書いた敗血症におけるフェーズがわかりやすく解説されている．敗血症診療に携わる医師は必読！

9 ）Rhodes A, et al：Surviving Sepsis Campaign：International Guidelines for Management of Sepsis and Septic Shock：2016. Intensive Care Med, 43：304-377, 2017（PMID：28101605）
　　↑2016 年の SSC のガイドライン．説明不要で必読！

10）Vincent JL & De Backer D：Circulatory shock. N Engl J Med, 369：1726-1734, 2013（PMID：24171518）
　　↑敗血症に限らず，ショックに関するわかりやすい Review．こちらも初学者は必読！

11）Hernández G, et al：Effect of a Resuscitation Strategy Targeting Peripheral Perfusion Status vs Serum Lactate Levels on 28-Day Mortality Among Patients With Septic Shock：The ANDROMEDA-SHOCK Randomized Clinical Trial. JAMA, 321：654-664, 2019（PMID：30772908）
　　↑毛細血管再充満時間は乳酸値の代替になるのでは？という日常診療の疑問をきちんと解決したお手本のような研究．

12）Cecconi M, et al：What is a fluid challenge? Curr Opin Crit Care, 17：290-295, 2011（PMID：21508838）
　　↑輸液チャレンジの理解に有用な Review．

Profile

藤野貴久 （Takahisa Fujino）

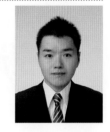

聖路加国際病院 内科チーフレジデント
輸液を学ぶことは循環呼吸生理を学ぶいい機会です．特にICUと輸液は生理学を見つめ直すよい機会だと思うので，研修医のうちから慣れ親しんでおくとよいでしょう．でも頭でっかちにならず，常に患者さん中心で考えて，患者さんから学ばせていただくという姿勢を忘れないように！ 一生懸命な先生たちの頑張りは何1つ無駄ではありません．当院への見学も大歓迎です！

上原由紀 （Yuki Uehara）

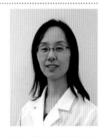

聖路加国際病院 感染症科
輸液はレジデントのうちに基本を押さえておかないと，後でとても苦労します．ぜひこの特集で誓いを深めていただきたいと思います．

松尾貴公 （Takahiro Matsuo）

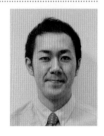

聖路加国際病院 感染症科 医員
2011年 長崎大学卒業，聖路加国際病院初期研修医，内科専門研修医，内科チーフレジデント，感染症科フェローを経て現職．日本チーフレジデント協会（Japanese Association of Chief Resident Association：JACRA）世話人．

【各論：問題集】

体液過剰に対する輸液

神崎　剛

はじめに

　体液過剰を特徴とする代表的な浮腫性疾患には，うっ血性心不全，肝硬変，ネフローゼ症候群，腎不全があげられます．これらの疾患は研修医の皆さんも遭遇することが多く，いずれの病態も水分およびNaが体内に貯留し，細胞外液量が増大している状態です．そのためこれら浮腫性疾患の患者に対しては，「**過剰な輸液はせずに，適切な体液バランスのモニタリングをする**」ことが基本となります．

　細胞外液量を調節する生体のしくみは，① 血管系に存在する圧（容量）受容器，② 求心性メカニズム，③ 延髄にあるシグナル統合機構，④ 遠心性メカニズム，⑤ 腎臓といった5つにより構成されています．

　特に細胞外液量が変化する際には，以下の4つの遠心性メカニズムが腎臓に働きかけることにより，水分およびNaの調節をしています．

---

① レニン-アンジオテンシン-アルドステロン系（renin-angiotensin-aldosterone system：RAAS）
② 交感神経系（sympathetic nervous system：SNS）
③ 抗利尿ホルモン（antidiuretic hormone：ADH）
④ 心房性Na利尿ペプチド（atrial natriuretic peptide：ANP）

　本稿では，このような調節機構に着目しながら，うっ血性心不全，肝硬変，ネフローゼ症候群への輸液とその対応について概説します．

症例1

65歳女性．高血圧，糖尿病，慢性心不全の既往がある．最近，血糖コントロールが悪く，主治医から栄養指導を受けていた．2週間前から体重増加と下腿浮腫を自覚し，数日前から歩行時と夜間就寝時の呼吸困難感を認めていて，本日になり増悪したため，救急外来受診となった．

意識清明，体温36.6℃，血圧168/90 mmHg，脈拍数94回/分・整，呼吸数18回/分，SpO2 94%（nasal 2 L）であった．身体所見では，頸静脈の怒張あり，両下肺野にcoarse crackleを聴取し，両下腿に圧痕性の浮腫（pitting edema）を認めた．血液検査はNa 130 mEq/L，BUN 32 mg/dL，Cr 1.25 mg/dL，CK 154 IU/L，BNP 243 pg/mL，CRP 0.86 mg/dL，トロポニンT陰性，HbA1c 8.2%であった．心電図検査ではST-T変化を認めず，胸部X線検査では心拡大と両側胸水を認めた．心エコー所見では壁運動の低下を認めず，下大静脈径（inferior vena cava径：IVC径）はやや拡張していた．

この所見から，うっ血性心不全の診断で入院治療の方針となった．なお，会話は良好で，食欲もあり食事摂取が可能な状況である．

問題1-1：本患者が入院した直後に，輸液を開始するべきか？
ⓐ 開始するべきである　　　ⓑ 開始するべきではない

問題1-2：本患者に対してどのような初期対応をするべきか？
ⓐ 飲水制限・塩分制限　　　ⓑ 生理食塩水の急速輸液
ⓒ 利尿薬の投与　　　　　　ⓓ 3号液による維持輸液

問題1-3：心不全患者に対して輸液の指標となるものは次のうちどれか？
ⓐ Forrester分類　　　　　ⓑ NYHA分類
ⓒ ACC/AHA分類　　　　　ⓓ Nohria-Stevenson分類

症例2

52歳男性．C型肝炎による肝硬変にて通院中である．数カ月前より，全身倦怠感，腹部膨満感および下腿浮腫を自覚するようになり，定期外来受診時に相談してきた．半年で約5 kgの体重増加があった．

意識清明，体温36.0℃，血圧140/78 mmHg，脈拍数86回/分・整，呼吸数14回/分，SpO2 98%（room air）であった．身体所見では，眼瞼結膜にやや黄疸，前胸部にくも状血管腫を認めた．明らかな心・肺雑音は聴取されず，腹部はやや膨満を呈しているものの圧痛は認めなかった．両下腿に圧痕性の浮腫（pitting edema）を認めた．血液検査はNa 138 mEq/L，K 3.6 mEq/L，Cr 0.82 mg/dL，CRP 0.04 mg/dLであった．胸腹部CT画像では少量の両側胸水，既存の肝硬変による肝萎縮像，中等度の腹水を認めた．

この所見から，非代償性肝硬変による腹水の増悪と考えられた．患者は倦怠感が強く，飲水食事もままならないことから入院治療することとなった．

問題2-1：本患者の有効動脈容量（effective arterial blood volume：EABV）をどう評価するか？

ⓐ EABVは低下している　　　　　ⓑ EABVは上昇している

ⓒ EABVは変化していない

問題2-2：本患者への輸液はどうするべきか？

ⓐ 生理食塩水による維持輸液　　　ⓑ ブドウ糖を中心とした維持輸液

ⓒ 肝不全用特殊組成アミノ酸製剤輸液　　ⓓ 輸液は行わない

問題2-3：本患者の腹水に対して推奨される治療は次のうちどれか？

ⓐ Na制限　　　　　　　　　　　ⓑ 利尿薬投与

ⓒ 飲水制限　　　　　　　　　　　ⓓ 抗アルドステロン薬の投与

症例3

　36歳男性．特に既往はない．数週間前から両足首の浮腫を自覚し約4kgの体重増加を認めたため，近医を受診したところ，尿定性検査で尿蛋白（＋4）であった．蛋白尿および浮腫の精査目的で受診となった．

　意識清明，血圧134/67 mmHg，脈拍数70回/分・整，体温36.7℃，SpO2 99％（room air）．両側足関節部に浮腫を認める以外，明らかな異常所見は認めなかった．血液・尿検査では，TP 4.8 g/dL，Alb 2.2 g/dL，BUN 15 mg/dL，Cr 1.00 mg/dL，Na 142 mEq/L，LDL-C 213 mg/dL，HbA1c 5.8％，Fbg 455 mg/dL，D-dimer 1.0 μg/mL，尿蛋白7.361 g/日であった．腹部CT画像では腎形態に異常は認めなかった．

　この所見から，ネフローゼ症候群の診断で腎生検および治療を目的に入院する方針となった．

問題3-1：ネフローゼ症候群における浮腫形成理論とは次のうちどれか？

ⓐ Underfill 仮説　　　　　　　　ⓑ Atom 仮説

ⓒ Overfill 仮説　　　　　　　　　ⓓ Molecular 仮説

問題3-2：ネフローゼ症候群に対して輸液が必要となる場合はどのようなときか？

ⓐ 輸液は必要とならない

ⓑ 過凝固状態で血液希釈の必要がある場合

ⓒ 常時，輸液は必要となる

ⓓ ネフローゼ急症といわれる高度の血管内脱水によるショック時

問題3-3：アルブミン製剤とフロセミドの併用は推奨されるか？

ⓐ 循環動態に悪影響がある場合に推奨される　　　ⓑ 推奨される

ⓒ 推奨されない　　　　　　　　　ⓓ 高度の低タンパク血症の場合に推奨される

1 心不全患者への輸液は "warm or cold & wet or dry"

> 問題1-1の解答：ⓑ 開始するべきではない
> 問題1-2の解答：ⓐ 飲水制限・塩分制限，ⓒ 利尿薬の投与
> 問題1-3の解答：ⓐ Forrester 分類，ⓓ Nohria-Stevenson 分類

1）まずは輸液の適応を考える

　うっ血性心不全に限らず体液量が増大した浮腫性疾患の患者に対しては，安易に輸液を
すると病状の悪化をきたす場合があります．まずはバイタルサインによる緊急性の評価を
行い，次に身体所見・検査所見による体液量を評価し，最後に飲水または食事摂取が可能
かどうかを判断してください．輸液をする際には「この患者に輸液は本当に必要なのだろ
うか？」といった適応を常に考えるとよいでしょう．

　症例1の患者は，酸素が必要であるものの少量であり，バイタルサイン上の緊急性はな
く安定した状態です．身体所見および検査所見からは体液貯留によるうっ血性心不全と希
釈性の低ナトリウム血症が考えられます．また病歴からは，消化器症状のエピソードもな
く，会話も良好で食欲もあることから経口摂取が可能と判断できます．そのため輸液は必
要なく，**末梢静脈路を確保したうえで飲水制限と塩分制限で経過観察すること**が初期対応
のひとつとして望ましいと考えられます．

2）うっ血性心不全患者への輸液

　細胞外液量の増大しているうっ血性心不全患者では，図1で示すように腎における水分
とNaの再取得によりこれらが体内に貯留し浮腫が形成されます．そのため**輸液（飲水）制**

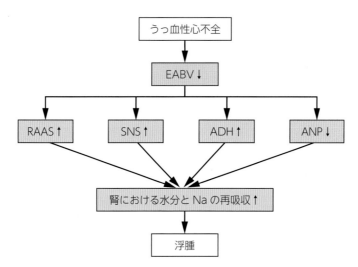

図1　うっ血性心不全患者における浮腫形成機序
文献1をもとに作成．

限と利尿薬の投与が治療の基本となります．1日の最低尿量を約500 mL，汗・不感蒸泄を約750〜1,000 mL（15 mL/kg/日），初期のマイナスバランス目標を約500〜1,000 mLとした場合，うっ血性心不全患者の輸液（飲水）量は500〜1,000 mL/日と概算できます．一般的な輸液（飲水）量が1,200〜1,700 mL程と考えると制限量もイメージできると思います．

> うっ血性心不全患者の輸液（飲水）量＝尿量＋汗・不感蒸泄±バランス目標

また心不全のNa制限は2 g/日（87 mEq/日），食塩（NaCl）換算では5 g/日となるため，ひとまずその配合割合に合った輸液を処方すればよいことになります．ただし，これは輸液量とNaのみで考えた場合であり，実際には腎機能，尿量，血清/尿Na濃度などに応じて異なる輸液処方となってきます．In/Outバランス表や患者体重を確認しながら適宜調整をしましょう．

3）心不全患者の血行動態に応じた輸液調整

うっ血性心不全は利尿薬による除水が治療の基本となりますが，心機能の程度によっては過度の除水により循環血液量が低下しショックをきたす場合もあります．そのため，患者の血行動態に応じて輸液も調整する必要があります．この際に指標となるものが，Forrester分類とNohria-Stevenson分類になります．Forrester分類は肺動脈楔入圧（pulmonary capillary wedge pressure：PCWP）と心係数（cardiac index：CI）に基づき，心不全の血行動態を4群に分類しています．この分類をもとに薬剤の投与や輸液量の調整などが行われていますが，Forrester分類を用いるためにはSwan-Ganzカテーテルによる侵襲的モニタリングが必要となります．そこで，非侵襲的な指標である症状と身体所見を用いたNohria-Stevenson分類[2]が提唱されました（図2）．以下，この分類を指標に心不全患者に対する輸液を解説していきたいと思います．

❶ warm & dry（Forrester分類I型：PCWP＜18，CI＞2.2）

末梢循環不全も肺うっ血もみられない状態です．軽症な心不全が該当し，基本的に輸液はしないで経過観察となります．

❷ warm & wet（Forrester分類II型：PCWP＞18，CI＞2.2）

末梢循環不全はないものの，肺うっ血がみられる状態です．典型的なうっ血性心不全が該当します．肺うっ血改善のために利尿薬や血管拡張薬の投与が必要ですが，輸液はうっ血を助長しないように必要最小限にするか控えたほうがよいでしょう．ちなみに，症例1はこちらに該当します．

❸ cold & dry（Forrester分類III型：PCWP＜18，CI＜2.2）

末梢循環不全がみられるものの，肺うっ血はない状態です．右室不全や左室不全で脱水により循環血液量が低下した場合などが該当します．輸液によって前負荷を増加させる必要があり，まずは生理食塩水の投与が推奨されています．

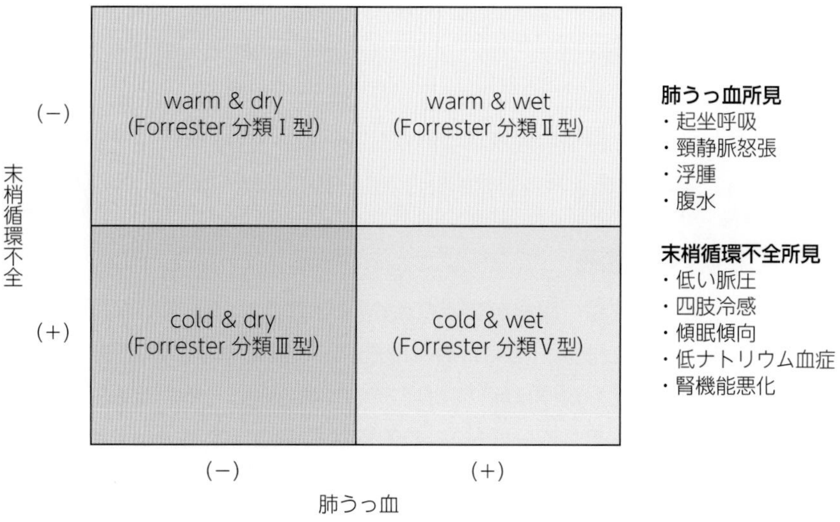

図2 ● Nohria-Stevenson分類
文献2をもとに作成.

肺うっ血所見
・起坐呼吸
・頸静脈怒張
・浮腫
・腹水

末梢循環不全所見
・低い脈圧
・四肢冷感
・傾眠傾向
・低ナトリウム血症
・腎機能悪化

❹ cold & wet (Forrester 分類Ⅳ型：PCWP＞18，CI＜2.2)

　　末梢循環不全と肺うっ血の両者が存在する状態です．重症心不全が該当し，しばしば治療困難な経過を辿ってCCU/ICU管理となる恐れがあります．輸液量は極力少なくし，利尿薬，血管拡張薬，カテコラミン，大動脈バルーンパンピング（intraaortic balloon pumping：IABP）などを併用して治療します．これらの治療に対する反応が乏しければ血液浄化療法による除水が必要になることもあります．

2 肝硬変患者への輸液は肝不全用特殊組成アミノ酸製剤が鍵

問題2-1の解答：ⓐ EABVは低下している
問題2-2の解答：ⓑ ブドウ糖を中心とした維持輸液，ⓒ 肝不全用特殊組成アミノ酸製剤輸液
問題2-3の解答：ⓐ Na制限，ⓓ 抗アルドステロン薬の投与

1）肝硬変患者は心不全患者と同様にEABVが減少している

　　冒頭でも述べましたが，細胞外液量は血管系に存在する圧（容量）受容器によって感知されています．特に動脈系に存在する血液量すなわちEABVが細胞外液量を調整する最大の要因となっています[3]．例えば心不全ではEABVが減少することで，腎血流量が低下して，RAAS，SNS，ADHが活性化されます．さらにこれを介して腎臓での水分とNaの再吸収が促進されると，細胞外液量が増加します．しかし，血液量の85％は静脈系に存在するため，細胞外液量が増えても血液は静脈内に溜まってしまいます．すると静脈圧が上昇

し，水分やNaは血漿から細胞間質に移動して浮腫や胸水として貯留されてしまいます．また EABVは一向に増えないため，さらに水分とNaの再吸収が促進されるという悪循環に陥ります．

　肝硬変も心不全と同様に体液量は増大しているものの，低タンパク血症や門脈圧充進，NO産生による内臓血管系の動脈拡張などが原因でEABVは減少している状態です（図3）.

2）肝硬変患者への輸液

　肝硬変患者に中等量の腹水が認められる非代償期ではNa制限を80 mEq/ 日（食塩換算で5 g/日）以下とします．そのため経口摂取が可能な場合は輸液製剤にあえてNaを加える必要はありません．治療は経口摂取が可能であるかどうかに関わらず抗アルドステロン薬やループ利尿薬による水分とNaの排泄促進，糖質中心のカロリー補給が原則となります[4].

　本患者のように経口摂取が不可能な例では，**ブドウ糖を中心とした維持輸液のほかに肝不全用特殊組成アミノ酸輸液製剤を併用していきます**．肝硬変では糖新生のエネルギー源として分岐鎖アミノ酸（branched chain amino acid：BCAA）の利用が亢進しているため，血中のBCAAの減少と肝性脳症の原因となる芳香族アミノ酸（aromatic amino acid：AAA）の増加が生じています．そのためアミノ酸インバランスの是正や肝性脳症の対策として，BCAAを多く含有し，かつAAAを少なく配合した肝不全用特殊組成アミノ酸製剤の

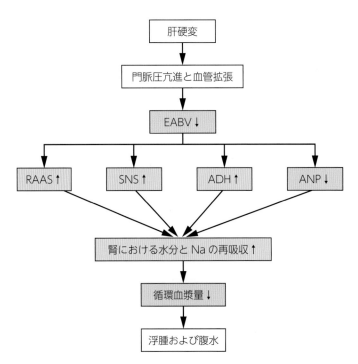

図3 肝硬変患者における浮腫形成機序
文献1をもとに作成.

併用が推奨されています．仮に食事摂取不良などでNaを補充したいときは，維持輸液として重炭酸リンゲル液を選択しましょう．肝硬変患者では乳酸代謝も低下しており，乳酸リンゲル液は乳酸アシドーシスのリスクがあります．

3) 腹水を伴った肝硬変患者の治療

　肝硬変における腹水は門脈圧や類洞内静水圧の上昇，低アルブミン血症による膠質浸透圧の低下，高アルドステロン血症による腎での水分とNa再吸収の促進などが主な原因として考えられています．そのため治療の基本は前述のようなNa制限と抗アルドステロン薬の投与になります．これらでも改善がない場合や，高度な腹水の場合にはループ利尿薬を併用します．それでも効果が乏しく血清アルブミン値が2.5 g/dL以下の場合にはアルブミン製剤の投与を検討します．アルブミン投与後に利尿薬の静注投与を行うと高い利尿効果が得られます．最終手段として，腹水穿刺や腹水濾過濃縮再静注法（cell-free and concentrated ascties reinfusion therapy：CART）がありますが，その場合はアルブミン製剤の併用が推奨されています．具体的には腹水1 Lあたり8 gのアルブミンを補充します．ただし腹水穿刺は脳症の悪化や特発性細菌性腹膜炎（spontaneous bacterial peritonitis：SBP）の合併を引き起こすことがあるので注意が必要です．

３ ネフローゼ症候群患者への輸液は原則不要

問題3-1の解答：ⓐ Underfill仮説，ⓒ Overfill仮説，ⓓ Molecular仮説
問題3-2の解答：ⓑ 過凝固状態で血液希釈の必要がある場合，ⓓ ネフローゼ急症といわれる高度の血管内脱水によるショック時
問題3-3の解答：ⓐ 循環動態に悪影響がある場合に推奨される，ⓓ 高度の低タンパク血症の場合に推奨される

1) ネフローゼ症候群における3つの浮腫形成理論

　ネフローゼ症候群による浮腫は，現在，3つの仮説"Underfill仮説"，"Overfill仮説"，"Molecular仮説"が関係しあって形成するといわれています（図4）．

・Underfill仮説 ：低アルブミン血症による血漿膠質浸透圧低下のために水分が血管内から間質に移動し，結果としてEABVの低下を引き起こす
・Overfill仮説 ：尿細管機能異常によってNa再吸収亢進が生じて，体内のNa貯留が引き起こされる
・Molecular仮説：糸球体で過剰濾過されたプラスミノーゲンが尿細管内でプラスミンに変換されることで集合管内の上皮Naチャネル（epithelial Na channel：ENaC）の活性亢進が生じる

　それぞれの仮説には支持される点と矛盾する点がありますが，細胞外液量が増大した状

態であることには変わりありません.

2) ネフローゼ症候群患者への輸液

　　ネフローゼ症候群も細胞外液量が増大した状態であるため原則として輸液は不要です.
ただし, **ネフローゼ急症 (nephrotic crisis)** といわれる高度の血管内脱水によるショック
時には, **生理食塩水あるいはアルブミン製剤の投与**が必要となります.

　　またネフローゼ症候群は血液凝固亢進状態にあり, さらに腎生検後に安静を強いられる
ことから深部静脈血栓のリスクが高いとされています. 特に膜性腎症や二次性ネフローゼ
症候群 (アミロイドーシスや多発性骨髄腫) は肺塞栓の合併率が高く注意が必要となりま
す. 予防として下肢の運動や弾性ストッキング着用を指示したり, **過凝固状態を示す症例
に対しては血液希釈のために輸液を行います**. リスクが高い症例に対しては予防的にヘパ
リン化や抗凝固療法を行うこともあります.

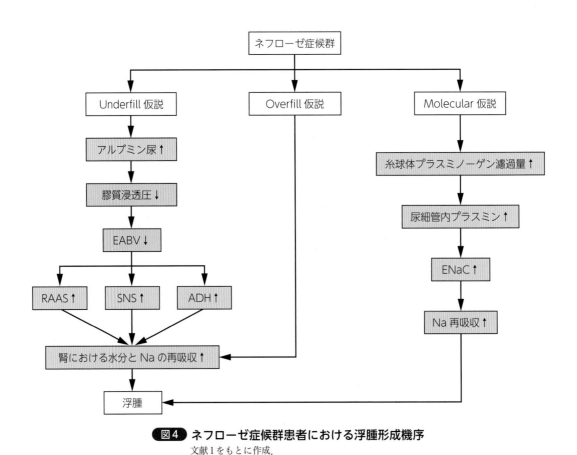

図4 ● **ネフローゼ症候群患者における浮腫形成機序**
文献1をもとに作成.

3) アルブミン製剤とフロセミドの併用

　ネフローゼ症候群の浮腫の治療には通常，フロセミドなどのループ利尿薬を使用しますが，難治性症例に対しては低タンパク血症による血漿浸透圧低下の改善や利尿薬の血中蛋白結合率を上げる目的でアルブミン製剤の投与が行われることがあります．ただし，エビデンスが不十分であることやアルブミン投与自体が腎病変の増悪や尿細管障害を引き起こすなどといった否定的な意見もあります[5]．医療経済の観点からもアルブミン製剤の使用にあたっては漫然と投与しないことが望まれます．そのためネフローゼ症候群におけるアルブミン投与の適応は，高度の低タンパク血症（Alb＜2.5 g/dL）かつ全身性浮腫や肺水腫など循環動態に悪影響がある場合に限定されるべきでしょう．

> 【Advanced Lecture】 輸液とStarlingの法則
>
> 輸液を学ぶにあたっては，Starlingの法則をもとにした体液分布モデルが広く使われています．Starlingの法則とは，「血管内外はタンパクを通さない半透膜で仕切られ，血管内外の水の流れは静水圧と膠質浸透圧という2つの力のバランスと血管透過性で決定される」というものです．確かにこの法則はシンプルで受け入れやすい考えですが，投与された輸液の一部分は多かれ少なかれ必ず血管内にとどまることになります．輸液することで体液量は増大しますが，果たして本当に血管内容量も増大することができるのでしょうか？
>
> 最近のさまざまな研究により，一般的な輸液は動的な血漿増量薬（dynamic volume expander）であり，考えられているほど血管内容量を増やす効果はないとされています．今までのStarlingの法則では，動脈側では血管外へ水が漏出し，静脈側では血管内に水が戻ると考えられていました．しかし，血管内皮を覆うグリコカリックス層が血管外への水の透過性を制限するものとして発見され，改訂Starlingの法則が提唱されました．このモデルでは「血管内外の水の流れは内から外への一方向である」とされています．つまり投与した輸液は投与速度に依存して一時的に血管内容量を増やすのみであり，時間の経過とともに血管外へ漏出してしまうと考えられます．通常であればグリコカリックス層のおかげで水の流れは制限されていますが，ひとたびこの構造物が壊れると血管透過性が飛躍的に亢進し血管内容量保持が困難な状態になります．以上からも循環動態に異常をきたした浮腫性疾患に対しては安易に輸液は行わないのが賢明と考えられます．

おわりに

　体液過剰のある代表的な浮腫性疾患に対し，その病態に応じた輸液とその対応について解説してきました．このような患者では，過剰な輸液を避け利尿薬を中心とした体液管理が行われるべきですが，実臨床では異なった病態を併存していることもあります．また経過中に体液バランスの不均衡や電解質の異常，低心機能による循環動態や臓器障害の悪化をきたすこともあります．つまり，輸液に正解はありません．目の前にいる患者の病態を十分に把握し，それに応じた必要最低限の輸液を施行し，適宜モニタリングしながら軌道修正していくことが重要と思われます．

文　献

1）「Fluid, Electrolyte & Acid-Base Disorders, 2nd.ed.」（Reddi AS, eds）, SPRINGER-VERLAG, 2018
　　↑コンパクトにまとまった水・電解質, 酸塩基平衡の教科書. Figureや症例Ｑ＆Ａなども充実しており, 本稿執筆においても大いに参考になりました.

2）Nohria A, et al：Medical management of advanced heart failure. JAMA, 287：628-640, 2002（PMID：11829703）
　　↑Nohria-Stevenson分類が提唱されています.

3）Schrier RW：Decreased effective blood volume in edematous disorders：what does this mean? J Am Soc Nephrol, 18：2028-2031, 2007（PMID：17568020）
　　↑EABVの概念が提唱されています.

4）Runyon BA, et al：Introduction to the revised American Association for the Study of Liver Diseases Practice Guideline management of adult patients with ascites due to cirrhosis 2012. Hepatology, 57：1651-1653, 2013
　　↑肝硬変のマネジメントがまとめてあります.

5）Duffy M, et al：Albumin and Furosemide Combination for Management of Edema in Nephrotic Syndrome：A Review of Clinical Studies. Cells, 4：622-630, 2015
　　↑ネフローゼ症候群におけるアルブミン製剤とフロセミドの併用効果について検討されています.

参考文献・もっと学びたい人のために

1）「Fluid, Electrolyte and Acid-Base Physiology 5th Edition」（Kamel KS, et al, eds）, Elsevier, 2016
　　↑水・電解質, 酸塩基平衡のバイブル. 通読にはかなりの根気がいりますが, 病態に根ざした解説は圧巻です. 興味がある chapter または title から読んでいくことをお勧めします.

2）「ハルペリン 病態から考える電解質異常」（門川俊明／訳）, メディカル・サイエンス・インターナショナル, 2018
　　↑上記の翻訳版. 英語で理解しにくい方にお勧めします.

3）Levick JR & Michel CC：Microvascular fluid exchange and the revised Starling principle. Cardiovasc Res, 87：198-210, 2010
　　↑改訂Starlingの法則について詳細を知りたい方にお勧めします.

`Profile`

▎**神崎　剛**（Go Kanzaki）
....
東京慈恵会医科大学 腎臓・高血圧内科
聖路加国際病院 内科研修後, 母校である東京慈恵会医科大学の腎臓・高血圧内科に所属しています. 大学院時代は日本医科大学 解析人体病理学の清水 章 教授に師事し実験腎炎モデルを使用した基礎研究にとり組んでいました. その後, Monash大学John Bertram研究室に留学し, 日本人のネフロン数を測定しています. 現在は, 個人間のみならず人種間におけるネフロン数の相違とhyperfiltration theoryに基づいた高血圧および慢性腎臓病の成因について解明しています.

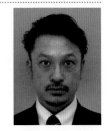

【各論：問題集】

腎疾患の輸液

眞部　俊

■ はじめに

　輸液は，体液の恒常性を維持する**維持輸液**と，水分および電解質を補充する**補充輸液**に大別されます．個々の症例に応じた輸液設計はもちろん大切ですが，実は多くの場合で不適切な輸液による問題は表在化しません．それは腎臓が正常に働く限り，腎の代償作用によって調整されるからです．一方，慢性腎臓病患者では，腎機能や代償作用の低下によって体液，電解質の恒常性が容易に破綻します．本稿では，慢性腎臓病患者の日々の食事療法を参考に，適切な輸液設計を考えます．加えて，慢性腎臓病患者で問題となる造影剤腎症（contrast induced nephropathy：CIN）の予防について概説します．

症例1

　74歳男性．腎硬化症による慢性腎臓病（Cr 1.9 mg/dL，eGFR 27.9 mL/分/1.73 m^2）で加療中である．7月の外来で降圧薬が増量された．8月に入ってから，ふらつき，倦怠感を自覚するようになり，来院2日前から食事摂取と排尿が減少し，飲水のみの状態になっていた．その後も，症状改善に乏しいため外来受診した．利尿薬は使用していない．

　身長 164 cm，体重 57.1 kg（前回外来時61 kg）

バイタルサイン：意識清明，体温36.4℃，血圧104/54 mmHg，脈拍数82回/分

身体所見：口腔内乾燥なし，皮膚ツルゴール低下あり，末梢冷感なし，毛細血管再充満時間＜2秒

尿検査所見：定性；比重 1.014，pH 6.5，蛋白 1＋，糖－，ケトン体－，潜血－，沈渣；赤血球 1～4/HF，尿細管上皮 5～9/LF，硝子様円柱 10～19/LF，上皮円柱 1～4/LF，脂肪円柱 1～4/LF，生化学；浸透圧 328 mOsm/L，UN 527 mg/dL，Cr 138 mg/dL，Na 71 mEq/L，K 14 mEq/L，Cl 46 mEq/L，β2-MG 4,122 μg/gCr，NAG 14.6 IU/gCr，FeNa 1.73％，FeUN 27.5％

血液検査所見：Hb 12.1 g/dL，TP 8.1 g/dL，Alb 4.0 g/dL，UA 8.8 mg/dL，Na 131 mEq/L，K 5.2 mEq/L，Cl 101 mEq/L，HCO$_3^-$ 17.1 mmol/L，BUN 61.2 mg/dL，Cr 4.4 mg/dL，eGFR 11.2 mL/分/1.73 m^2

> **腹部超音波**：両腎の萎縮，水腎症なし，IVC 呼気時 9 mm，吸気時 2 mm.

IVC（inferior vena cava：下大静脈）

問題1-1：急性腎障害の原因は何か？
ⓐ 前立腺肥大症　　　　　　　　ⓑ 脱水症
ⓒ 利尿薬の未使用　　　　　　　ⓓ 降圧薬の増量

問題1-2：どのように初期対応するか？
ⓐ 補充輸液による半量補正　　　ⓑ 利尿薬の投与
ⓒ 降圧薬の減量　　　　　　　　ⓓ 補充輸液による全量補正

症例2

　66歳女性．50歳代前半から糖尿病，高血圧の既往があり，慢性腎臓病（Cr 1.3 mg/dL，eGFR 32.3 mL/分/1.73 m^2）で加療中である．安静時に突然発症の左側腹部痛を自覚し，症状の改善が乏しいため，救急外来を受診した．
　身長 151 cm，体重 52 kg
バイタルサイン：意識清明，血圧 148/72 mmHg，脈拍数 84 回/分（不整）
身体所見：左側腹部に圧痛と叩打痛
尿検査所見：定性；比重 1.013，pH 6.0，蛋白 2＋，糖＋，ケトン体－，潜血－．
血液検査所見：WBC 11,000/μL，Hb 10.4 g/dL，Plt 22.1×10^4/μL，PT 11.2 秒，AST 17 IU/L，ALT 13 IU/L，LDH 411 IU/L，BUN 19.2 mg/dL，Cr 1.4 mg/dL，HCO_3^- 19.1 mmol/L，LDL-Cho 144 mg/dL，HbA1c 7.6％，PT-INR 1.1，D-dimmer 16.4 μg/mL
心電図：心房細動
　心房細動による血栓塞栓症が疑われ，造影CTを撮像することとなった．

問題2-1：本症例の造影剤腎症発症リスクはあるか？
ⓐ リスクを考慮する必要はない　　　ⓑ リスクを考慮する必要がある

問題2-2：どのように造影CT撮像時の造影剤腎症を予防するか？
ⓐ 1号液による予防輸液　　　　　ⓑ 生理食塩水による予防輸液
ⓒ 3号液による予防輸液　　　　　ⓓ 重曹輸液による予防輸液

症例3

74歳男性．50歳代で慢性糸球体腎炎により血液透析導入となり，週3回の維持血液透析を施行している．来院当日の血液透析後に黒色便を認め，救急外来を受診した．上部消化管内視鏡で止血術が施行され，全身管理目的で入院となった．

身長178 cm，体重74.2 kg．

バイタルサイン：意識清明，血圧142/64 mmHg，脈拍数72回/分

身体所見：心窩部に圧痛

血液検査所見：WBC 4,200/μL，Hb 7.1 g/dL，Plt 22.1 × 10^4/μL，BUN 31.4 mg/dL，Cr 4.7 mg/dL，Na 136 mEq/L，K 3.1 mEq/L，Cl 94 mEq/L，Ca 9.1 mg/dL，iP 2.2 mg/dL

問題3-1：透析患者の輸液を組み立てるのに必要な知識と有用な情報は何か？
ⓐ 最終透析日と次回透析予定日　ⓑ 自尿の有無　ⓒ ドライウエイト
ⓓ 透析間体重増加　ⓔ 透析経過　ⓕ ⓐ～ⓔすべて

問題3-2：赤血球輸血の注意点は何か？
ⓐ ブドウ糖負荷　ⓑ ナトリウム負荷
ⓒ 容量負荷　ⓓ カリウム負荷

問題3-3：本症例での輸液の目標は何か？
ⓐ 電解質の維持　ⓑ 最低限のブドウ糖投与
ⓒ 最低限のたんぱく質投与　ⓓ 水分バランスの維持

問題3-4：高カロリー輸液はどのように患者に対して用いられるか？
ⓐ 数日内の経口摂取再開が見込まれる患者
ⓑ 血液透析を導入しているすべての患者
ⓒ 栄養状態の悪い患者
ⓓ 数日間以上にわたって経口摂取ができない患者

1 急性腎障害への輸液

問題1-1の解答：ⓑ 脱水症，ⓓ 降圧薬の増量
問題1-2の解答：ⓐ 補充輸液による半量補正，ⓒ 降圧薬の減量

1) 急性腎障害の原因は何か？

❶ 病態を見極めよう

急性腎障害（acute kidney injury：AKI）は**腎前性，腎性，腎後性**に大別されます．腎

前性AKIは**糸球体濾過圧の低下**による「機能的な尿毒素の蓄積」であり，概念的には組織障害を伴いません．一方の腎性AKIは，腎毒性物質や糸球体腎炎などによる腎実質の組織障害が原因の腎機能障害です．しかし，腎前性AKIが遷延することで，組織が虚血となって腎性AKIに至ることもあるので，両者の鑑別はときに困難です．

❷ 腎前性AKI vs 腎性AKI

腎前性AKIの診断は，病歴，体重変化，バイタルサイン，身体所見，超音波所見に加えて，尿浸透圧，**ナトリウム排泄分画**（fractional excretion of Na：FeNa），**尿素窒素排泄分画**（fractional excretion of UN：FeUN），尿沈渣などの検査所見から総合的に判断します（表1）．症例1では，経口摂取不良，血圧低下，皮膚ツルゴール低下やFeNa，FeUNの値から，脱水症と降圧薬増量が原因の慢性腎臓病に合併した腎前性AKIと判断しました．腎前性AKIは「機能的」なAKIであり，腎臓は体液量の恒常性を維持しようと尿細管でのナトリウムや尿素窒素の再吸収を増加させます．このため，尿浸透圧は上昇し，FeNaやFeUNは低下するという原理です．

2）どのように初期対応するか？

❶ 第1病日の対応

身体所見から推定される水分喪失量を参考に，体液喪失量を4〜8％程度と推定し，補充輸液はまずは半量補正することを目標としました．加えて，血圧が低値であるため降圧薬の減量を行いました．輸液量は次のように算出することができます．

表1 FeNaとFeUNによる腎性AKIと腎前性AKIの鑑別

	腎性	腎前性
FeNa (%)	＞3	＜1
FeUN (%)	＞50	＜35

FeNa (%) ＝［血清Cr×尿中Na］／［血中Na×尿中Cr］
FeUN (%) ＝［血清Cr×尿中尿素窒素］／［血中尿素窒素×尿中Cr］

	FeNa	FeUN
感度 (%)		
全患者	78〜96%	48〜92%
利尿薬 (+)	29〜63%	79〜100%
特異度 (%)		
全患者	67〜96%	75〜100%
利尿薬 (+)	81〜82%	33〜91%
陽性的中率 (%)		
全患者	86〜98%	79〜100%
利尿薬 (+)	86〜89%	71〜98%
陰性的中率 (%)		
全患者	60〜86%	43〜83%
利尿薬 (+)	18〜49%	44〜83%

文献1より引用．

> 補充輸液の算出
> 　[水]　　体液喪失量 57 kg × 4％ = 2.3 L
> 　[電解質] Na 喪失量 140 mEq/L × 2.3 L = 322 mEq
> 維持輸液の算出（表2）
> 　[水]　　尿量 400 mL（推定）+ 不感蒸泄 700 mL（57 kg × 10〜15 mL/kg）
> 　[電解質] Na 68 mEq/日（食塩4 g相当）

これより初日は，以下の量を輸液しました．

> ● 第1病日
> ・補充輸液：水分1.2 L，Na 161 mEq
> ・維持輸液：水分1.1 L，Na 68 mEq

具体的な処方例としては，生理食塩水1,000 mLと1号液（KN1Aなど）1,000 mLを1日かけて輸液します．

❷ 経過

第1病日は尿量，経口摂取量がどちらも不明だったので，補充輸液として体液喪失分の**半量補正**とカリウム以外の維持輸液を投与しました．実際には800 mLの飲水，400 mLの排尿はありましたが，食事摂取は基準の1/10以下でした．第2病日には，補充輸液は治療計画に見直しがなければ，連日半量にすることが一般的であり，予定通り第1病日の半量

表2 慢性腎臓病患者の食事療法基準

		エネルギー (kcal/kg/日)	たんぱく質 (g/kg/日)	食塩 (g/日)	Na (mEq/日)	水分	K (mg/日)	K (mEq/日)	リン (mg/日)
健常人			1.0	男性：≦7.5〜8.0 女性：≦6.5〜7.0	男性：≦127.5〜136 女性：≦110.5〜119		平衡維持量：1,600 男性2,500（目安量） 女性2,000（目安量）	平衡維持量：40.9 男性：64（目安量） 女性：51.2（目安量）	
慢性腎臓病患者	eGFR ≧ 90	25〜35	過剰な摂取をしない	3 ≦ < 6	51 ≦ < 102		制限なし	制限なし	
	60 ≦ <90						制限なし	制限なし	
	45 ≦ <59		0.8〜1.0				≦ 2,000	≦ 51.2	
	30 ≦ <45								
	15 ≦ <29		0.6〜0.8				≦ 1,500	≦ 38.4	
	<15								
血液透析患者		30〜35	0.9〜1.2	< 6	< 102	できるだけ少なく*1	≦ 2,000	≦ 51.2	≦たんぱく質(g)×15

＊1 血液透析間の体重増加を中1日で3%以内，中2日で5%以内達成を目標とする．
文献2, 3をもとに作成．

へと減量し，維持輸液は飲水量分を差し引いて継続しました．

● 第2病日
・補充輸液：水分 0.6 L，Na 81 mEq
・維持輸液：水分 0.3 L（前日尿量 0.4 L＋汗・不感蒸泄 0.7 L－飲水量 0.8 L），Na 68 mEq

具体的な処方例としては，生理食塩水 1,000 mL のみを 1 日かけて輸液します．

第 3 病日には，BUN 61.9 mg/dL，Cr 3.6 mg/dL と腎機能は緩徐に改善傾向で，第 2 病日の飲水は 1,000 mL，食事摂取は 1/2 量まで改善しました．また第 2 病日の蓄尿では，尿量 800 mL，Na 排泄 29 mEq/ 日，K 排泄 17 mEq/ 日でした．以降は維持輸液を中止し，第 5 病日に Na バランスが平衡の達したことを確認して補充輸液を終了しました（表3）．約 1 週間の経過で腎機能はベースラインまで改善しました．

表3 症例1のバランスシート

	第1病日	第2病日	第3病日	第4病日	第5病日	第6病日	第7病日	第8病日	第9病日
体重（前日比）(kg)	57.1	58.2 (+1.1)	58.9 (+0.7)	59.8 (+0.9)	60.1 (+0.3)	60.2	60.0	59.8	59.9
水分									
経口 (mL)	800	1,000	1,500	1,000	1,000	1,500	1,500	1,500	1,500
点滴 (mL)	2,000	1,000	300	300	300				
食事摂取量 カロリー1,800 kcal 塩分6 g (102 mEq) カリウム1,000 mg (25.6 mEq)	1/10	5/10	8/10	10/10	10/10	10/10	10/10	10/10	10/10
尿量 (mL)	400	800	800	1,200	1,200	1,500	1,500	1,500	1,400
排便 (回)	0	0	1	2	1	1	0	2	1
点滴									
水分 (mL)	2,000	1,000	300	300	300				
ナトリウム (mEq)	231	154	46	46	46				
カリウム (mEq)	0	0	0	0	0				
蓄尿									
水分 (mL)		800			1,200			1,500	
ナトリウム (mEq)		29			118			112	
カリウム (mEq)		17			30			28	
水分バランス (mL)	+ 1,790	+ 950	+ 1,020	+ 300	+ 300	+ 200	+ 200	+ 200	+ 300
食事由来	90	450	720	900	900	900	900	900	900
飲水	800	1,000	1,500	1,000	1,000	1,500	1,500	1,500	1,500
点滴	2,000	1,000	300	300	300	0	0	0	0
尿量 （不感蒸泄700 mL）	400	800	800	1,200	1,200	1,500	1,500	1,500	1,400
Na バランス (mEq)		+ 132			+ 30			-10	
食事由来	10.2	51	82	102	102	102	102	102	102
点滴	231	154	46	46	46			0	
尿中排泄		29			118			112	

2 慢性腎臓病患者の造影剤腎症予防

> 問題2-1の解答：ⓑ リスクを考慮する必要がある
> 問題2-2の解答：ⓑ 生理食塩水による予防輸液，ⓓ 重曹輸液による予防輸液

1）本症例の造影剤腎症発症リスクは？

❶ 造影剤腎症とは

　造影剤腎症は，ヨード造影剤使用後に発症するAKIで，多くの場合に可逆性です．Cr値が3〜5日でピークに達し，1〜2週間で回復します．しかし，腎代替療法が必要となる症例もあるため，慢性腎臓病患者に造影剤を使用する際には使用前のリスク評価と発症予防が大切です．診断基準は次のようになります．

> 造影剤腎症の診断基準
> 1. ヨード造影剤使用後72時間以内に血清Cr値が前値より0.5 mg/dL以上または25％以上増加し，ほかの原因が除外される
> 2. ヨード造影剤使用後48時間以内に血清Cr値が基準値より0.3 mg/dL以上または1.5倍以上増加し，ほかの原因が除外される（KDIGOによるAKI診断基準に準拠）

❷ 造影剤腎症発症リスク

　造影剤腎症は，慢性腎臓病の急性増悪であり，腎機能正常者に発症することは稀です．どの程度の腎機能低下がリスクとなるかについて一定の見解はないですが，各ガイドラインではeGFR 30，45，60 mL/分/1.73 m^{2}をそれぞれカットオフ値としています（表4）．
　また，造影剤腎症発症リスクとして，糖尿病（糖尿病性腎症），脱水症，うっ血性心不全，高齢，腎毒性物質（NSAIDsなど）が報告され，これらのリスク因子を用いたリスクスコアが複数開発されています[4]．本稿では経皮的冠動脈造影を対象とした代表的なリス

表4 ガイドラインの比較

ガイドライン	造影剤腎症発症リスクの基準値
American College of Radiology Manual On Contrast Media 2020	静脈投与：＞45 mL/分/1.73 m^{2}ではヨード造影剤は腎障害のリスクではない ＜30 mL/分/1.73 m^{2}ではリスクとしてよいかもしれない
The Royal Australian and New Zealand College of Radiologists. Iodinated Contrast Media Guideline 2018	静脈投与：＞45 mL/分/1.73 m^{2}ではCINはない可能性がある ＜30 mL/分/1.73 m^{2}では注意深くリスクを判断する必要がある
European Society of Urogenital Radiology Guidelines on Contrast Agents 2018	動脈投与：＜45 mL/分/1.73 m^{2}でリスク 静脈投与：＜30 mL/分/1.73 m^{2}でリスク ICU患者：＜45 mL/分/1.73 m^{2}でリスク
腎障害患者におけるヨード造影剤使用に関するガイドライン2018	動脈投与：＜60 mL/分/1.73 m^{2}でリスク，予防策を推奨 静脈投与：＜30 mL/分/1.73 m^{2}でリスク，予防策を推奨 重症患者：予防策を推奨

クスコアを提示します（表5）．造影CTが発症のリスクとなる根拠は示されていませんが，本症例は高齢で糖尿病の既往があり，eGFRが32.3 mL/分/1.73 m²であることから，CT撮影に際しては造影剤腎症のリスクを考慮する必要があります．

❸ 造影CTは造影剤腎症のリスクとなるか？

　　造影剤腎症は，心臓カテーテル検査後の急性腎障害として報告され，その後に造影CT後の急性腎障害も含めるように概念が拡大されました．当初，造影CTにおける造影剤腎症発症リスクは6.4 %（0～25 %）と報告されていましたが，近年では，"造影剤の使用の有無によらずCT撮像後に一定の割合で腎機能の悪化を認める"との報告が増えています．例えば，McDonaldらは約12,500例の造影CT撮像者を造影剤非投与者と比較し，腎機能によらず造影剤の使用は急性腎障害発症のリスクとならないことを報告しています[5]．一方で，Davenportらは約9,000例の造影CT撮像者を造影剤非投与者と比較し，eGFR < 30 mL/分/1.73 m²の患者でリスク因子（オッズ比2.96）になると報告しています[6]．

表5 ● CINリスクスコア

A）AKI発症と透析開始のリスクスコア

AKI発症のリスクスコア	スコア	
	AKI発症	透析導入
年齢（歳）		
< 50	0	
50～59	2	
60～69	4	
70～79	6	
80～89	8	
≧ 90	10	
2週間以内の心不全発症	2	2
eGFR < 30 mL/分/1.73 m²	5	5
eGFR < 30～45 mL/分/1.73 m²	3	3
eGFR < 45～60 mL/分/1.73 m²	1	1
糖尿病	7	1
心不全の既往	4	
心血管疾患の既往	4	
非ST上昇型心筋梗塞または不安定狭心症	6	1
ST上昇型心筋梗塞	15	2
心原性ショック	16	
心停止	8	3
貧血（Hb < 10 g/dL）	10	
PCI前の大動脈バルーンパンピング	11	

文献4より引用．

B）スコアポイントによるAKI発症リスクと透析開始リスク

AKIスコア	リスク（%）	透析スコア	リスク（%）
0～4	1.9	0	0.03
5	2.6	1	0.05
10	3.6	2	0.09
15	4.9	3	0.15
20	6.7	4	0.27
25	9.2	5	0.48
30	12.4	6	0.84
35	16.5	7	1.5
40	21.7	8	2.6
45	27.9	9	4.4
50	35.1	10	7.6
55	43.0	11	12.6
> 60	51.4	12	20.3
		13	31.0

2) 造影剤腎症は予防できるのか？

❶ 予防輸液の目的と方法

　　造影CTが造影剤腎症発症リスクとなるか否か自体に議論があるため，確立した予防法は存在しません．一方で，予防輸液は多くの場合で非侵襲的なので，病状が許せば心臓カテーテル検査に準じた**予防輸液**の施行が推奨されます．

　　予防輸液は循環血漿量を増加させること，尿細管内での造影剤濃度を低下させることが目的であるため，心臓カテーテル検査では検査の6〜12時間前より**等張性輸液**（生理食塩水）を投与することが一般的です．実際に，等張性輸液（生理食塩水）と1号液の比較では等張性輸液（生理食塩水）のほうが予防効果が高いことが報告されています．一方で，**重曹輸液**（Na 154 mEq/L）による尿のアルカリ化が活性酸素の産生を抑え，高い予防効果が効果を示す可能性も報告されています[7]．等張性輸液との比較では，重曹輸液の短時間投与が生理食塩水の従来投与と同程度に造影剤腎症の発症を予防すると報告されています[8]．

　　以下に等張性輸液と，重曹輸液の投与例を示します．

> ・等張性輸液：生理食塩水 1 mL/kg/時，検査前 6〜12時間＋検査後6〜12時間
> ・重曹輸液：1.26％重炭酸ナトリウム，検査前 3 mL/kg/時で1時間＋検査後 1 mL/kg/時で6時間

❷ 予防輸液の適応

　　静脈からの非侵襲的造影（造影CTなど）を行う際，病状の安定した患者では30 mL/分/1.73 m^2，集中治療領域や重症救急外来患者では45 mL/分/1.73 m^{2}で予防投与されることが多いです．また，心臓カテーテル検査などを行う際の動脈からの侵襲的造影では 60 mL/分/1.73 m^{2}で予防投与がされることが多いです．

❸ 症例2での対応

　　症例2では，明らかな体液過剰がなく，症状から造影CTの撮像が必要と考えられたため，受診時より重曹輸液（3 mL/kg/時）を開始しました．疼痛が持続していたため，血液検査の結果を待って造影CTを撮像したところ脾梗塞の診断となりました．

3 血液透析患者への輸液

　問題3-1の解答：ⓕ ⓐ〜ⓔすべて
　問題3-2の解答：ⓒ 容量負荷，ⓓ カリウム負荷
　問題3-3の解答：ⓐ 電解質の維持，ⓑ 最低限のブドウ糖投与，ⓓ 水分バランスの維持
　問題3-4の解答：ⓒ 栄養状態の悪い患者，ⓓ 数日間以上にわたって経口摂取ができない患者

1) 透析患者の輸液を組み立てるのに必要な知識，情報

❶ 血液透析患者の特異性

　血液透析患者においても，輸液の適応はほかの患者と同様です．しかし，腎機能の廃絶により体液量，電解質の恒常性維持が血液透析に依存していることに注意が必要となります．体液過剰，高カリウム血症になりやすいので，次の血液透析までの期間を意識し，安全域をもった輸液の組み立てが求められます．

❷ 輸液の組み立てに必要な情報

　最終透析日および次回透析予定日を確認し，特に次回透析が安定して行える病状であるかを評価する必要があります．また，**自尿の有無，ドライウエイト，透析間体重増加，透析経過**なども有用な情報です．症例3では再出血が危惧されることから，次回透析は中2日後を予定しました．また自尿はなく，ドライウエイトは74 kg，透析間体重増加は3 kg程度，最終透析ではドライウエイトまで除水されていました．

※ドライウエイト：体液量が適切で透析中の過度な血圧低下を起こすことなく，長期的にも心血管系の負担が少ない体重のこと．

2) 透析患者に対する赤血球輸血の注意点

　本症例は，急性出血に伴う貧血によりHb値が低下しているため，赤血球輸血を行わなくてはいけませんでした．血液透析患者に対する赤血球輸血は，**容量負荷とカリウム負荷に注意が必要です**．このため，病状が許す場合は血液透析中に輸血が行われます．本症例は次回血液透析を待たずに輸血を行うこととしました．赤血球輸血の際には，「照射赤血球濃厚液–Leukocytes Reduced (Ir–RCC–LR)」を用いることが多いです．しかし本剤は，保存に伴って上清中のカリウム濃度が増加することが認められているため，本症例のように高カリウム血症のリスクが高い患者では留意しましょう．

> ＊照射赤血球濃厚液–Leukocyte Reduced (Ir–RCC–LR) 400 mL由来製剤
> 　細胞外カリウム含有量：採取1日目 0.2 mEq，7日目 4.6 mEq，14日目 6.2 mEq，
> 　　　　　　　　　　　21日目 7.1 mEq（有効期間 21日）

　輸血量の多い場合やカリウム負荷を少しでも減らしたい場合には，カリウム吸着フィルターの使用も考慮されます．

3) 輸液の組み立てかた

　経口摂取困難時の輸液は，**電解質，水分，およびカロリー補充を目的**とします．本症例では，数日内の経口摂取再開が見込まれていたため，まずは電解質，水分の維持と最低限のブドウ糖（400〜600 kcal/日）投与が目標となります．腎機能の廃絶した血液透析患者であることから，汗・不感蒸泄と消化管からの喪失分を補うように維持輸液を作成しました．

汗・不感蒸泄：体重74 kg×10〜15 mL/kg＝740〜1,110 mL
消化管喪失分：50〜100 mL

汗・不感蒸泄には通常は電解質を含まず，消化管からの電解質喪失もごくわずかなことから，ブドウ糖液のみで最低限のカロリーを補充することとしました．

● 10％ ブドウ糖液 1,000 mL/日

4) 高カロリー輸液への移行

上部消化管内視鏡の再検査の結果，絶食を継続することとなったので，中心静脈栄養へ移行しました（表2）．中心静脈栄養は，高カロリー輸液とも呼ばれて栄養状態の悪い患者や，1週間以上の長期間にわたって経口摂取ができない患者に用いられます．

本症例の患者（標準体重70 kg）の必要な栄養は以下のように求めることができます．

・カロリー：30〜35 g/kg×体重70 kg＝2,100〜2,450 kcal
・たんぱく質：0.9〜1.2 g/kg×体重70 kg＝63〜84 g

これより，高カロリー輸液として以下の輸液を作成しました．

・炭水化物：1,500 kcal
　　　　　　［ハイカリック®RF 750 mL（ブドウ糖 375 g，Na 37.5 mEq）］
・たんぱく質：84 g（336 kcal）
　　　　　　　［アミノ酸液 700〜1,420 mL（市販アミノ酸液濃度 5.9〜12％）］
・脂質：1 g/kg×体重70 kg＝70 g（560 kcal）
　　　　［イントラリポス®20％ 350 mL（リン140 mgを含む）］
・総合ビタミン剤，微量元素

また総カロリー，非たんぱく質カロリー（non-protein calorie：NPC）と窒素（nitrogen：N）の比からアミノ酸の投与量の目安が求められるNPC/N，水分量は以下のようになりました．

・総カロリー：2,396 kcal
・NPC/N：2,060/12.9＝160
・水分量：750＋840＋350＝1,940 mL

水分量から汗・不感蒸泄分を差し引くと，約1,000 mL/日となり，薬剤投与などによるほかの水分負荷200 mLと合わせて，透析間体重増加は中1日で2.4 kg，中2日で3.6 kg程度でした．また，ナトリウムは水分負荷1,000 mLで大きく希釈されないように合計で70 mEq/日，カリウムは30 mEq/日，リンは適宜補正することにしました．

おわりに

　慢性腎臓病患者への輸液について，症例をもとに解説しました．輸液の設計を行った後は，日々修正を加えていくことが大切です．修正に必要な情報は，体重，尿量，身体所見，飲水量，食事摂取量，胸部X線，下大静脈径，血液検査，尿検査など多岐にわたります．24時間蓄尿検査を行い，水分，電解質の出納を評価することも有用です．ベッドサイドで最も長く患者さんに接する研修医が自信と責任をもって輸液の設計を行えるようになることを期待します．

■ 文 献

1）Gotfried J, et al：Finding the cause of acute kidney injury：which index of fractional excretion is better? Cleve Clin J Med, 79：121-126, 2012（PMID：22301562）

2）日本腎臓学会：慢性腎臓病に対する食事療法基準2014年版．日腎会誌, 56：553-599, 2014

3）「日本人の食事摂取基準（2020年版）」（「日本人の食事摂取基準」策定検討会), 2020
https://www.mhlw.go.jp/content/10904750/000586553.pdf

4）Tsai TT, et al：Validated contemporary risk model of acute kidney injury in patients undergoing percutaneous coronary interventions：insights from the National Cardiovascular Data Registry Cath-PCI Registry. J Am Heart Assoc, 3：e001380, 2014（PMID：25516439）

5）McDonald JS, et al：Risk of intravenous contrast material-mediated acute kidney injury：a propensity score-matched study stratified by baseline-estimated glomerular filtration rate. Radiology, 271：65-73, 2014（PMID：24475854）

6）Davenport MS, et al：Contrast material-induced nephrotoxicity and intravenous low-osmolality iodinated contrast material：risk stratification by using estimated glomerular filtration rate. Radiology, 268：719-728, 2013（PMID：23579046）

7）Mueller C, et al：Prevention of contrast media-associated nephropathy：randomized comparison of 2 hydration regimens in 1620 patients undergoing coronary angioplasty. Arch Intern Med, 162：329-336, 2002（PMID：11822926）

8）Zoungas S, et al：Systematic review：sodium bicarbonate treatment regimens for the prevention of contrast-induced nephropathy. Ann Intern Med, 151：631-638, 2009（PMID：19884624）

Profile

眞部　俊（Shun Manabe）

東京女子医科大学 腎臓内科
東京労災病院 腎臓代謝内科
治療計画を立てたあとは，結果評価が大切です．しかし，「はじめに」で述べたように，輸液による問題は多くの場合では表在化しないため，しばしば結果評価が困難です．腎臓内科をローテートした際には理論にもとづいて輸液を設計し，結果評価を行い，輸液の経験を積んでください．

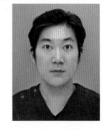

【各論：問題集】

高齢者の輸液

志水太郎

■ はじめに

> ### 症例
>
> 　79歳，独居でADLフルの男性．本日朝からの発熱により友人に連れられ車いすで来院した．長年，妻と二人暮らしだったが，3年前に妻を亡くしてからは一人で暮らしていた．体が熱く，意識がぼーっとして，めまいや腕と脚の痛みがあるという．
>
> 　詳しく話を聞いたところ，実は3日前，暑いなか数時間野外でゴルフの打ちっぱなしを行い，自宅に帰ってきた後からなんとなくだるさと体のほてりを自覚していたという．その日は汗をたくさんかいたこともあり，居酒屋で友人とビールを痛飲して夜遅めに帰宅した．来院2日前は全身の筋肉痛があったために朝から家で休んでいたが，その数日前からクーラーが壊れていたので，押し入れから扇風機を出してきて風に当たっていた．しかし体が熱い感じは変わらなかった．来院前日はだるさと体のほてりが強くなり，家で横になっていた．トイレに行く気力もなく，ぐったりしていた．
>
> 　今朝からその症状は一段と強くなり，体のだるさと軽い嘔気と頭痛が出現．節々の痛さも強くなり，起き上がることもできなくなった．「今は秋だというのに季節外れの風邪でも引いたか，またはインフルエンザかと心配になってきた．いずれにしてもこの2〜3日ずっとぐったりした状態で，このまま熱っぽさが続くとしんどい」と思い，病院は嫌いだったが近隣の総合病院である当院を受診した．
>
> 　最近はクーラーも不要の気候になっていたが，ここ数日はまた夏日が続いていた．
>
> 　悪寒なし，戦慄なし．咽頭痛なし，頸部痛なし，胸痛なし，呼吸困難なし，嘔吐なし，腹痛なし．ペット飼育なし，渡航歴なし，Sick contactなし．
>
> **既往歴**：特になし（ここ5年程健康診断も受けていない），**内服歴**：なし，**家族歴**：特記事項なし，**アレルギー**：なし
>
> **身体診察**：165 cm，60 kg，外観は部屋着のままの男性，だるそうに車いすの上で右手を顔に当てうなだれていて，目が少しうつろ．会話の疎通性は良好．体温38.2℃，呼吸数20回/分，血圧94/74 mmHg，脈拍数104回/分，酸素飽和度98％（室内気）
>
> 　末梢は温かい，脈拍触知良好，毛細血管再充満時間は2.5秒，浮腫なし，皮疹なし，眼瞼結膜

蒼白なし，眼球結膜黄染なし，口腔内乾燥あり，発赤なし，粘膜湿なし，出血斑なし．
頸静脈は臥位で虚脱，甲状腺腫大なし，頸部リンパ節腫脹なし，腋窩の乾燥あり，S1，S2正常，S3なし，S4なし，心音整，心雑音なし，心膜摩擦音なし．
呼吸音清，腹部聴音正常，平坦軟，圧痛なし．

問題1-1：診断は何をまず考えるか？
ⓐ インフルエンザ　　　　　　　　ⓑ 熱中症
ⓒ 敗血症　　　　　　　　　　　　ⓓ 細菌性咽頭炎

問題1-2：血管内水分量，細胞内水分量の評価をせよ
ⓐ 血管内水分量，細胞内水分量ともに低下している
ⓑ 血管内水分量のみが低下している
ⓒ 血管内水分量，細胞内水分量ともに変化なし
ⓓ 細胞内水分量のみが低下している

問題1-3：補液が必要とあなたは考えた．水分補給の方法はどうする？
ⓐ 経口摂取　　　　　　　　　　　ⓑ 経静脈輸液

問題1-4：静脈針留置を行ったが末梢がなかなかとれなかった．血管確保のために何か工夫をするとしたら，どうすればよいか？
ⓐ 腕の位置を低位にする　　　　　ⓑ 腕の位置を高位にする
ⓒ 血管可視化装置を使用する　　　ⓓ 患者を立位にする

1 最初に考えるべきこととその対応

1）熱中症の分類と診断基準

問題1-1 の解答：ⓑ 熱中症

　暑熱の環境で身体が適応できなくなった状態の総称を**熱中症**（heat-related illness）といい，診断は臨床診断でつけられます．本症例では病歴より，特に既往がない79歳男性が暑い外的環境での活動後に倦怠感，筋肉痛，発熱，頭痛，集中力低下を自覚したということから，熱中症（Ⅱ度，または熱疲労）をまずは考えます（図1）．

　熱中症はその重症度や病型から熱射病（heat stroke），熱疲労（heat exhaustion），熱けいれん（heat cramp）などに分けられます．なかでも最重症の熱射病は発熱の原因により古典的熱射病と運動性熱射病に分類されます．古典的熱射病は高齢者が数日かけてだんだん高体温になる病態であり，運動性熱射病はどちらかというと若年者が運動時，短時間のうちに高体温になる病態です．

　今回の主訴は発熱であり，全身感染症を含む発熱性疾患を検討する必要があるため，し

新分類	症状	重症度	治療	従来の分類（参考）
Ⅰ度	めまい，大量の発汗，欠伸，筋肉痛，筋肉の硬直（こむら返り）（意識障害を認めない）		通常は現場で対応可能→冷所での安静，体表冷却，経口的に水分とNaの補給	heat syncope heat cramp
Ⅱ度	頭痛，嘔吐，倦怠感，虚脱感，集中力や判断力の低下（JCS1以下）		医療機関での診察が必要→体温管理，安静，十分な水分とNaの補給（経口摂取が困難なときには点滴にて）	heat exhaustion
Ⅲ度（重症）	下記の3つのうちいずれかを含む (1) 中枢神経症状（意識障害≧JCS2，小脳症状，痙攣発作）(2) 肝・腎機能障害（入院経過観察，入院加療が必要な程度の肝または腎障害）(3) 血液凝固異常〔急性期DIC診断基準（日本救急医学会）にてDICと診断〕		入院加療（場合により集中治療）が必要→体温管理（体表冷却に加え体内冷却，血管内冷却などを追加）呼吸，循環管理 DIC治療	heat stroke

Ⅰ度の症状が徐々に改善している場合のみ，現場の応急処置と見守りでOK

Ⅱ度の症状が出現したり，Ⅰ度に改善が見られない場合，すぐ病院へ搬送する

Ⅲ度か否かは救急隊員や，病院到着後の診察・検査により診断される

図1 熱中症の分類
文献1より転載.

ばしば鑑別が困難なことがありますが，これについては並行して検索を行うとよいです（ここについてはきわめて重要ですが今回は割愛します）．熱中症だと思ったら敗血症だった，細菌性咽頭炎だった，感染性心内膜炎だった，トキシックショック症候群だった，などはときどき経験するので注意が必要です．

2）血管内水分量，細胞内水分量の評価

問題1-2の解答：ⓐ 血管内水分量，細胞内水分量ともに低下している

血管内水分量の減少は**バイタルサイン（頻脈，血圧低下），頸静脈の虚脱，毛細血管充満時間の延長**などから疑います．血圧は普段の値がわからないものの，少なくとも94/74 mmHgは低い値といえます．また脈圧が20 mmHgしかなく，S1，S2は正常で収縮期のダイヤ型の心雑音なども聴取しないことから，弁膜症による心拍出量低下やポンプ機能の低下よりも単に容量低下を示している可能性を考慮します．脈拍数104回/分と頻脈であることも，容量低下を裏打ちしていそうです．また，頸静脈の虚脱は血管内水分量の低下を示していて，毛細血管充満時間延長も循環不全を示唆します．

細胞内水分量の減少は**腋窩の乾燥や皮膚ツルゴール低下，口腔内乾燥**などで疑います．本症例ではすべて該当するため，細胞内水分量は低いだろうと考えられます．

3) 輸液方法の検討

問題1-3の解答：ⓑ 経静脈輸液

現時点で飲水困難，または追加の経静脈的投薬が必要であれば点滴投与，飲水ができれば経口投与で十分です．本症例では血管内水分量が明らかに少なく，また外観，意識，バイタルサインからもショックが考えられます．よって血管内水分量の保持を急いで確実に実行する必要があるため，経静脈輸液が望ましいです．

4) 末梢がとりにくい場合の対応

問題1-4の解答：ⓐ 腕の位置を低位にする，ⓒ 血管可視化装置を使用する

高齢者で，かつ末梢の血管内水分量が少ないときは末梢をとりにくいことが多いです．腕をベッドから落とすなど，腕の位置を低位にして静脈圧を上げ，血管の怒張を促します．また，最近では近赤外光を皮膚に照射することで非侵襲的に血管走行を映し出す血管可視化装置も市販されているため，機器の力を借りることも1つの手ではあります（図2）．

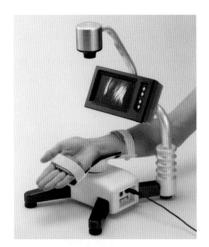

図2 血管可視化装置
写真提供：日本コヴィディエン株式会社

2 高ナトリウム血症の原因の検討と治療

症例のつづき

血液検査と尿検査の結果が出た．血清 Na 152 mEq/L，尿は濃縮尿で比重は1.03，尿浸透圧は858 mOsm/L（＞750 mOsm/L）であった．

問題2-1：高ナトリウム血症の原因は何か？
ⓐ 自由水の喪失 　　　　　 ⓑ 飲水のメカニズム破綻
ⓒ 循環血液量の増加 　　　　ⓓ 自由水の増加

問題2-2：高ナトリウム血症の症状が起こるメカニズムは何か？
ⓐ 浸透圧低下によって細胞外液が細胞内液にシフトすること
ⓑ 浸透圧低下によって細胞内液が細胞外液にシフトすること
ⓒ 浸透圧上昇によって細胞内液が細胞外液にシフトすること
ⓓ 浸透圧上昇によって細胞外液が細胞内液にシフトすること

問題2-3：患者の高ナトリウム血症はなぜ起こったか？
ⓐ 大量飲酒 　　　　　　　 ⓑ 不感蒸泄による自由水喪失
ⓒ 循環血液量の増加 　　　　ⓓ 口渇の消失

問題2-4：本症例の治療はどのように行うか？
ⓐ 生理食塩水の投与 　　　　ⓑ 5％ブドウ糖液による補正
ⓒ バソプレシンの投与 　　　ⓓ フロセミドの投与

1）高ナトリウム血症の原因

問題2-1の解答：ⓐ 自由水の喪失，ⓑ 飲水のメカニズム破綻

　ヒトは血漿浸透圧280 mOsm/kg以上で抗利尿ホルモンであるバソプレシンが分泌され，血漿浸透圧295 mOsm/kg以上で口渇感が生じます．またそれぞれの閾値では高くなった血清Na濃度を低く保つメカニズムが存在しています．つまり，高ナトリウム血症は抗利尿ホルモンによる水の再吸収システムが障害されて腎から自由水を喪失してしまう（または不感蒸泄や消化管などの腎外から自由水を喪失してしまう），口渇が生じない（または生じても飲水できない），のいずれかで起こります．

　整理すると，高ナトリウム血症の原因は① 自由水の喪失〔腎〔尿：中枢性／腎性尿崩症（バソプレシン関連）〕，あるいは腎外（不感蒸泄，消化管）からの喪失〕，② 飲水のメカニズム破綻〔口渇が生じない（高齢，自律神経・中枢神経障害），または飲水ができない〕のどちらかであるということができます．このように，高ナトリウム血症を2×2の原因で

系統的に整理して考えるようにしましょう※. 例外的に③ ナトリウムの負荷（高張食塩水や炭酸水素ナトリウムなど）があげられますが，この場合は医原性で原因は明らかです. ③では身体所見として細胞外液量の増加が観察されますが，①，②ではその所見は乏しいことが特徴になります.

※余談だが，内科は整理の学問である. このように，1つの問題を考えるとき，できる限り想起しやすいように2×2などの少ない数に問題の解決法を整理しておくことは現場での迅速な知識運用につながる. そのため普段から各自で問題解決法を整理しておくことが望ましい.

2) 高ナトリウム血症の症状が起こるメカニズム

問題2-2の解答： ⓒ 浸透圧上昇によって細胞内液が細胞外液にシフトすること

　高ナトリウム血症は血清Na濃度145 mEq/L以上と定義されます. 高ナトリウム血症による浸透圧上昇のため，細胞内液が細胞外液へシフトすることで細胞内液の量が減少し，主に神経への影響があります. 意識低下，けいれん，脱力などが代表的な症状です.

3) 本症例の高ナトリウム血症を考える

問題2-3の解答： ⓑ 不感蒸泄による自由水喪失， ⓓ 口渇の消失

　1) より① 自由水の喪失〔腎（尿），あるいは腎外（不感蒸泄，消化管）からの喪失〕，② 飲水のメカニズム破綻（口渇が生じない，または飲水ができない）が原因として考えられます. ③ のナトリウム負荷は病歴上もないので除外します.

　まず，① 自由水の喪失について考えます. 患者は病歴上トイレの回数が減っていること，また尿所見が濃縮尿ということから高ナトリウム血症であると想定されます. しかし，利尿薬の使用もなく尿量も（尿崩症のように）大量に出ているわけではないため，尿からの喪失は考えにくいです.

　一方，病歴や診察から熱傷などはないですが数日の高熱があるため，**不感蒸泄上昇による自由水喪失**の可能性が考えられます. 消化管からの自由水喪失であれば，主に浸透圧物質の摂取による下痢が原因になります. 今回は下痢がなく，腎外からの不感蒸泄による喪失が考えられそうです.

　次に② 飲水のメカニズム破綻について考えます. 口渇感は生じなかったか，飲水はできなかったかを患者に訊くと，「だるくて，そういえばあまり口渇感はなかった」というコメントが返ってきました. 飲水をしなかったのですかと訊くと，「できないこともなかったがそれほど水を飲みたいと思わなかった」とのことで，飲水行為自体は行えた（が行わなかった）ということでした. 本来であれば口渇が出てもよさそうな状態のはずですが，それがなかったのは高齢であることによる自律神経の障害，または精査していない**自律神経障害の原因**（糖尿病や神経疾患）を考慮すべき状態です.

以上より，不感蒸泄による自由水喪失と口渇の消失が原因の高ナトリウム血症が考えられます．

4）高ナトリウム血症の治療

問題2-4の解答：ⓑ 5％ブドウ糖液による補正

本症例では不感蒸泄により喪失した自由水の補正を行います．本症例は点滴可能なため，輸液は5％ブドウ糖液を使います．過度の補正を行わないように気を付けましょう（目安として，このような急性の場合は最初の24時間で12 mEq以上，1 mEq/時以下で補正）．このときに行う補正は少なくとも急性期では経静脈投与が望ましいですが，軽症であれば経口も可能です．また，意識障害が心配であれば経鼻胃管を用いた投与も考慮できます．

自由水の欠乏量は図3に示す式が一般的で，どのくらいの量ではじめるかという予測は図4の式に従います．

ちなみに自由水の補正以外の治療は水分喪失の原因によって異なります．中枢性尿崩症ならバソプレシンの投与，腎性尿崩症なら原因薬剤の中止や高カルシウム，低カリウムなど電解質の補正を行います．細胞外液が多いタイプの高ナトリウム血症では，体内ナトリウム量を減らすためにフロセミドなどの利尿薬を使用する一方で，自由水補正の輸液も行います．

現時点での自由水欠乏量 (L) = BW × 0.6 × (P_{Na} − 140) /140

現在尿から失われている水分量 = UV × (P_{Na} − U_{Na} − U_K) /P_{Na}

BW：体重 (kg)
UV：一日尿量 (mL)，P_{Na}：血中Na (mEq)，U_{Na}：尿Na (mEq)，U_K：尿K (mEq)
これ以外に，通常のインアウトバランス計算の不感蒸泄，代謝水も考慮する

図3 予測される自由水の欠乏量

予測 ΔP_{Na} = 〔(輸液中のNa + K濃度 (mEq/L)} − P_{Na}/ (BW × 0.6 + 1)

BW：体重 (kg)，P_{Na}：血中Na (mEq)

図4 輸液1 L投与でどれくらい血清Na濃度の変化が見込めるか

■ 文　献

1）「熱中症診療ガイドライン 2015」（熱中症に関する委員会 / 編）, 2015
　　https://www.mhlw.go.jp/file/06-Seisakujouhou-10800000-Iseikyoku/heatstroke2015.pdf

■ 参考文献

1）「Fluid, Electrolyte and Acid-Base Physiology 4th Edition」（Halperin ML, et al, eds）, p379, Elsevier, 2010

Profile

志水太郎（Taro Shimizu）

獨協医科大学病院 総合診療科
高ナトリウム血症は低ナトリウムより出会う頻度
が低いかもしれませんが重要な研修項目です．頑
張ってクリアしましょう！ ナトリウムの判断は丁
寧な病歴，フィジカルの技術力が必要です．後期
研修できちんと訓練したいあなた，獨協総診でお
待ちしています！

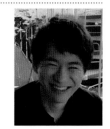

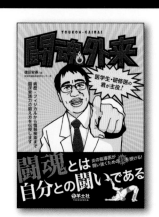

【各論：問題集】
小児の輸液
～コツとピットフォール

西﨑直人

■ はじめに

　　令和2年度からの「医師臨床研修制度の見直し」に伴い再び小児科ローテーションが必修化され，研修医の皆さんが小児患者を診療する場面も増えることが予想されます．

　　本稿では小児科でよく遭遇する2つのcommon disease（胃腸炎，発熱性疾患）に対する輸液のコツと知らないとヒヤッとするピットフォールについてお伝えできればと思います．

症例1

　　6歳女児．昨日朝から激しい嘔吐と下痢をくり返し，元気がなくなってきたために母親とともに小児科外来を受診した．診察室に抱えられて入室し，ベッドに横たわっている．呼びかけには答えられるがウトウトしがちである．嘔吐は昨日5～6回認め，本日はないが悪心が強いため何も口にできていない．下痢は昨日10回以上，本日もすでに8回認めている．最終排尿は不明．血圧は82/60 mmHg，心拍数は145回/分，呼吸数は35回/分，皮膚のツルゴールは低下し，四肢冷感と口腔粘膜の乾燥がある．毛細血管再充満時間（capillary refilling time：CRT）は2.5秒，体重は症状出現前（20 kg）に比べて5％減少している．

問題1-1：症状とバイタルサインからみた脱水の程度はどのくらいか？
ⓐ 軽度
ⓑ 中等度
ⓒ 重度

問題1-2：初期輸液のプランはどうするか？
ⓐ 生理食塩水（Na 154 mEq/L，Cl 154 mEq/L）を400 mL/時で点滴
ⓑ 1号液（Na 90 mEq/L，K 0 mEq/L）を100 mL/時で点滴
ⓒ 2号液（Na 84 mEq/L，K 20 mEq/L）を80 mL/時で点滴
ⓓ 3号液（Na 35 mEq/L，K 20 mEq/L）を60 mL/時で点滴

2歳男児．尿の回数が普段より少ないことを主訴に母親とともに小児科外来を受診した．昨晩から39℃台の発熱のために不機嫌で，食欲はやや低下しているが水分は少量ずつならば飲めている．意識清明，鼻汁と咳嗽はあるが嘔吐や下痢は認めない．診察の結果，脱水の程度は「軽度」であり，発熱の原因はインフルエンザA感染によるものと判明した．

問題2：脱水に対する適切な輸液プランはどれか？
ⓐ 生理食塩水による急速初期輸液
ⓑ 乳酸リンゲル液による急速初期輸液
ⓒ 3号液による維持輸液
ⓓ 経口補水液（oral rehydration solution/salts：ORS）による経口補液療法（oral rehydration therapy：ORT）

1 小児の急性胃腸炎による中等度の脱水

問題1-1の解答：ⓑ 中等度
問題1-2の解答：ⓐ 生理食塩水（Na 154 mEq/L, Cl 154 mEq/L）を400 mL/時で点滴

症例1は，昨日朝からの激しい嘔吐と下痢より急性胃腸炎と考えられます．小児の急性胃腸炎はウイルスによる糞口感染が多いため，園や小・中学校で集団発生することも珍しくありません．原因ウイルスの頻度としてはノロウイルス（46.4%）とロタウイルス（21.1%）で約7割を占めています[1, 2]．特に年少児では急性胃腸炎による激しい嘔吐・下痢によって容易に中等度以上の脱水に陥るため，注意が必要です．

1）脱水の有無と程度を評価する！

❶ 保護者からの情報

脱水の有無および重症度を判断するために，① 病前と現在の体重差，② 症状出現以降の経口摂取量，嘔吐と下痢の回数・量，尿量，意識レベルを保護者から聴取することが重要です．

❷ 年齢別の正常心拍数，正常呼吸数，低血圧の基準[3]

脱水の程度を評価するために，年齢によって異なる小児のバイタルサインの基準値を知っておきましょう（表1）．細胞外液の喪失が多いと特に心拍数や呼吸数が増加します．しかし交感神経の興奮による代償性機構が働くため血圧低下は重症になるまで認めないこともあります．

表1 年齢別の正常心拍数・正常呼吸数・低血圧の基準

	年齢	覚醒時（回／分）	睡眠時（回／分）	平均（回／分）
正常心拍数	3カ月未満	85〜205	80〜160	140
	3カ月〜2歳	100〜190	75〜160	130
	2〜10歳	60〜140	60〜90	80
	10歳以降	60〜100	50〜90	75
	年齢	（回／分）		
正常呼吸数	1歳未満	30〜60		
	1〜3歳	24〜40		
	4〜5歳	22〜34		
	6〜12歳	18〜30		
	13〜18歳	12〜16		
	年齢	収縮期血圧（mmHg）		
低血圧	1カ月未満	＜60		
	1〜12カ月	＜70		
	1〜10歳（5パーセンタイル値）	＜（70＋年齢×2）		
	10歳以降	＜90		

文献3をもとに作成.

❸ 脱水の程度と臨床所見 [4]

　病歴聴取で得た情報と年齢別のバイタルサインの基準をもとに脱水の重症度を評価します．身体診察では，皮膚ツルゴール，四肢の様子（冷感・チアノーゼ），口腔粘膜の乾燥，流涙，眼の落ちくぼみ，CRT，大泉門の陥凹（乳児の場合）などが診察のポイントです（表2）．

　CRTの診察方法は，寒くない環境（室温20〜25℃くらい）で指先が白くなるまで5秒程度圧迫し，解除してから元の色に戻るまでの時間を測ります．正常は2秒未満ですが，3秒以上の場合は循環不全を示唆します．

 ここがコツ：脱水の評価

　乳幼児を対象とした脱水の診断に関するシステマティックレビューでは，水分喪失5％である中等度の脱水を予測するのに有意であった臨床所見はCRT，皮膚ツルゴール低下，異常な呼吸パターンであったと報告されています [5].

2）輸液の目的を確認し，種類と投与速度を決定しよう！

❶ 初期輸液までの流れ

　急性胃腸炎に伴う脱水に対する輸液戦略は，以下の3期に分けられます．

> ① 循環不全を改善するための初期輸液
> ② 細胞内脱水を補正するための緩速均等輸液
> ③ 水分摂取困難・水分喪失が改善するまでの維持輸液

表2 臨床所見からみた脱水の程度

		軽度	中等度	高度
体重減少率	乳児	＜5％	5～10％	＞10％
	幼児以降	＜3％	3～9％	＞9％
呼吸数		正常	軽度増加（深い）	頻呼吸（深い）
皮膚ツルゴール		良好	低下	かなり低下
四肢		正常	冷たい	冷たい・チアノーゼ
口腔粘膜		乾燥	かなり乾燥	カラカラに乾燥
啼泣時の涙		出る	出るが少ない	出ない
眼		正常	落ちくぼむ	明らかに落ちくぼむ
大泉門（乳児）		平坦	陥凹	明らかに陥凹
循環状態	血圧	正常	正常～低下	低下
	心拍	正常～軽度増加	増加	増加
	尿量	軽度低下	低下	無尿
	毛細血管再充満時間（CRT）	＜2秒	2～3秒	≧3秒

文献4をもとに作成.

なお，実際の臨床現場では②を割愛して，①から③の維持輸液のステップに進む場合もあります．ここでは①の初期輸液について考えてみましょう．

症例1は体重減少率5％，CRT 2.5秒，皮膚ツルゴール低下，心拍数と呼吸数が年齢別の基準よりも増加していることなどから**細胞外液喪失による中等度の脱水**と考えられます．またかろうじて血圧は保たれていることから代償性機構が働いていることが予想されます．よってこの時点では循環不全を伴う脱水を改善させることを目的に，**急速初期輸液として晶質液（細胞外液補充液）を10～20 mL/kg（本症例では400 mL），1時間で点滴すること**が必要です．

晶質液（細胞外液補充液）の種類には，生理食塩水もしくはリンゲル液（乳酸，酢酸，重炭酸）があります．このうち生理食塩水は経静脈投与によってすべてが細胞外液として分布します〔「輸液の基本」（pp.472～479）参照〕．つまり血管内にも補充されることから循環不全のすみやかな是正に最も適しているといえます．

❷ 維持輸液までの流れ

急速初期輸液で循環不全が改善されたら，利尿が確認できるはずです．バイタルサインが安定したら，急性胃腸炎の病勢が落ち着いて経口摂取が可能になるまでは等張液を用いた維持輸液を行います．小児における必要な維持輸液量の計算にはHolliday & Segarの式が用いられます（**表3**）[6]．

症例1は体重20 kgですので，1日あたりの維持輸液量は「1,000 mL +（20 − 10）× 50 mL ＝ 1,500 mL」となります．また1時間あたりの輸液量は「40 + 2 ×（20 − 10）＝ 60 mL」ですから，60 mL/時の速度で投与すればよいわけです．表3にある「1時間あたりの

表3 Holliday & Segar の式による小児の維持輸液量の算出

体重（kg）	維持輸液量*	
	1日あたり	1時間あたり
0〜10	体重×100 mL	4×体重 mL
10〜20	1,000 mL +（体重－10）×50 mL	40 + 2×（体重－10）mL
>20	1,500 mL +（体重－20）×20 mL	60 + 1×（体重－20）mL

＊1日あたりの投与量の上限は2,400 mL.
文献6をもとに作成.

輸液量」の算出方法は係数の数字をとって「4－2－1ルール」と呼ばれ，国内外で広く用いられています．なお，病状が回復して食事や水分が摂れるようになった場合は輸液量からその分を差し引きます．

　以前は，維持輸液として低張液輸液製剤である3号液（Na 35 mEq/L，0.18％NaCl液に相当）が頻用されていました．しかし病態を考慮せずに漫然と続けた場合には，医原性低ナトリウム血症の一因になることがあるため，現在では維持輸液の第一選択として用いられる機会が少なくなりました．

ここがピットフォール：維持輸液による医原性低ナトリウム血症

　「病的状態の小児患者に対してHolliday & Segarの式[5]から算出した維持輸液量の投与を漫然と続けた場合に医原性低ナトリウム血症が生じやすい」との意見が2003年に報告されました[7].

　原因は「ナトリウム含有量の少ない低張液輸液の使用」および「非浸透圧性刺激による抗利尿ホルモン（antidiuretic hormone：ADH）分泌亢進」と考えられています．こうした維持輸液中の医原性低ナトリウム血症を避けるためには，

(1) 必ず等張液輸液からはじめる（血清ナトリウム濃度が高値の場合を除く）

(2) 嘔吐を認める場合や全身麻酔を行う場合などADH分泌亢進が予測されるときには維持輸液量をあらかじめ2/3〜1/2程度に減じる

(3) 血液と尿の電解質をモニタリングする

ことなどが重要です[8].

❸ 張度と血清ナトリウム濃度からみた脱水の分類

　張度（tonicity）とは半透膜を超えて影響を及ぼす浸透圧のことであり，具体的には細胞膜を通過しない溶質による浸透圧を意味します．張度の観点からみた脱水の分類としては血清ナトリウム濃度によって等張性（130〜150 mEq/L），高張性（>150 mEq/L），および低張性（<130 mEq/L）に分けられます．臨床上，ほとんどが等張性脱水であり，高張性は全体の5％程度，低張性はさらに稀です[8]．等張性と低張性脱水は細胞外の脱水ですが，高張性脱水は細胞内の脱水であり，細胞内から細胞外への水のシフトが起こるために血管内ボリューム（細胞外液）が比較的保たれます．そのため喪失水分の評価に有用な所見である皮膚ツルゴールも低下しにくく，重度の脱水であっても臨床症状がわかりにくいことがあるため注意が必要です．

2 インフルエンザによる発熱に伴った軽度の脱水

問題2の解答： ⓓ 経口補水液による経口補液療法

小児患者では発熱による不機嫌に伴い，水分摂取量の低下がしばしばみられます．バイタルサインが安定していて，嘔吐・悪心などがない場合には経口による水分補給を試みましょう．

1）経口補液療法ってなんですか？

経口補液療法（oral rehydration therapy：ORT）とは経口補水液（oral rehydration solution/salts：ORS）を用いて，水分と電解質を経口もしくは経鼻胃管より投与する方法です．もともとは急性胃腸炎に伴う軽度の脱水，または循環の保たれている中等度の脱水の予防・補正に対して推奨されており，今ではORTは世界標準の治療法となっています．また経口で摂取できることから，自宅でも実践可能な治療法といえるでしょう．現在，日本で欧米のガイドラインと合致する組成のORSは経口補水液OS–1（オーエスワン®）とソリタ®-T配合顆粒2号のみですが[8]，そのほかの選択肢としては，OS–1に組成が近くさらに低浸透圧にした明治アクアサポート®や，Na濃度とブドウ糖濃度の至適比率を保ちつつ，それぞれの濃度を低下させて175 mOsm/Lの低浸透圧にしたアクアソリタ®なども ORSとして利用可能です．

 ここがコツ：ORSが自宅にない場合

ORSが自宅にない場合には，食塩3 g（小さじ1/2杯），砂糖18 g（小さじ6杯）を水1 Lに溶解したものでも代用できます．ただしカリウムが含まれておらず組成は厳密ではありませんので，あくまでも緊急避難措置としての位置付けです[9]．

2）具体的なORTの方法はどうすればいいですか？

ORTは以下の2つの相（フェーズ）で行います．

① 補水相：下痢や嘔吐により喪失した，現在不足している水分と電解質の補充
② 維持相：下痢や嘔吐が持続することにより喪失していく水分と電解質の補充

軽症から中等症の脱水がすでにある場合には，補水相より開始します．症例2では嘔吐・下痢はありませんでしたが，水分摂取量の低下による脱水が生じていると考えて補水相からはじめました．欧米のORTに関するガイドラインによれば，初期輸液としてのORTは「50〜100 mL×体重（kg）のORSを3〜4時間かけて投与する」というやり方が一般的です[9]．ティースプーン，注射器，スポイトを用いて，ティースプーン1杯もしくは5 mL程度で投与開始し，徐々に増量していきます．簡易的にペットボトルの蓋（約5 mL）を用いてもよいでしょう．成人と比較して細胞外液量が多く水分代謝の速い年少児では「嘔吐があるうちは何も飲ませない」という指導をすると容易に脱水に陥る可能性があるため，

嘔吐がある場合でも少量からORTを開始します．なお，ORTもしくは経静脈的輸液により脱水が補正された後は，すみやかに維持相の治療に移行し，嘔吐や下痢などによる水分喪失と電解質をORSによって適宜補充していきます．

【Advanced Lecture】新生児に対する輸液

同じ小児患者でも，新生児に対する輸液戦略は乳幼児以降のそれとは大きく異なります．出生直後は体液のうち細胞外液の割合が非常に高く，腎機能も未熟なため，不適切な輸液によって水・電解質異常が容易に起こり得ます[10]．体全体に占める水分量は在胎週数が早いほど大きく，体重に対する体内水分量の割合は正期産児で75％，早産児で80〜85％以上です．しかし生後3〜5日目ごろには，尿や便の排泄，不感蒸泄によって細胞外液として分布する自由水が失われ，生理的体重減少（出生体重のおおよそ5〜10％減少）を認めます．したがって出生直後の低ナトリウム血症は希釈性の場合が多く，体内でナトリウムが欠乏した状態ではないことに留意しましょう．出生早期にナトリウム含有の輸液を行ってしまうと，生理的体重減少の時期（利尿期）には低浸透圧尿（自由水）が多量に排出され，急速に血清ナトリウム濃度が上昇してしまうことがあるため注意が必要です．

おわりに

　小児のcommon diseaseに対する輸液戦略の一部を概説しました．小児患者に対する輸液では年齢や病態に合わせた細心の注意が必要となります．以下に「小児の輸液において重要なポイント」をまとめました．

・患者の年齢，体重（病前との差）を確認する
・脱水の程度の評価（軽度，中等度，重度）を必ず行う
・初期輸液では晶質液（生理食塩水もしくはリンゲル液）を用いる
・維持輸液では等張液輸液から開始する
・患者の状態，尿量，血中・尿中電解質の推移を注意深く観察する
・軽度または循環の保たれている中等度の脱水ではORTも考慮する

文　献

1）Thongprachum A, et al：Epidemiology of gastroenteritis viruses in Japan: Prevalence, seasonality, and outbreak. J Med Virol, 88：551-570, 2016（PMID：26387663）

2）Thongprachum A, et al：Multiplex RT-PCR for rapid detection of viruses commonly causing diarrhea in pediatric patients. J Med Virol, 89：818-824, 2017（PMID：27735999）

3）American Heart Association：重病または重症の小児に対する体系的なアプローチ．「PALSプロバイダーマニュアルAHAガイドライン2010準拠」（American Heart Association/著），pp7-29, シナジー社, 2013

4）金子一成：脱水. 小児科診療, 81(suppl)：70-74, 2018

5）Steiner MJ, et al：Is this child dehydrated? JAMA, 291：2746-2754, 2004（PMID：15187057）

6）HOLLIDAY MA & SEGAR WE：The maintenance need for water in parenteral fluid therapy. Pediatrics, 19：823-832, 1957（PMID：13431307）

7）Moritz ML & Ayus JC：Prevention of hospital-acquired hyponatremia: a case for using isotonic saline. Pediatrics, 111：227-230, 2003（PMID：12563043）

8）Holliday MA, et al：Fluid therapy for children: facts, fashions and questions. Arch Dis Child, 92：546-550, 2007（PMID：17175577）

9）小児急性胃腸炎診療ガイドラインワーキンググループ：小児急性胃腸炎診療ガイドライン.「エビデンスに基づいた子供の腹部救急診療ガイドライン2017」（日本小児救急医学会診療ガイドライン作成委員会 / 編）, 2017

10）仁志田博司：水・電解質バランスの基礎と臨床.「新生児学入門 第5版」（仁志田博司 / 編）, pp228-239, 医学書院, 2018

■ 参考文献・もっと学びたい人のために

1）Somers MJ, et al：Maintenance intravenous fluid therapy in children. UpToDate, 2019
　　↑「4－2－1ルール」に従った体重ごとの輸液量自動計算ツールが掲載され，エビデンスに基づいた小児に対する維持輸液の管理法が紹介されている.

Profile

西﨑直人（Naoto Nishizaki）

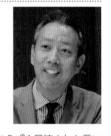

順天堂大学医学部附属浦安病院 小児科
平成14年順天堂大学卒．小児科専門医，周産期（新生児）専門医，腎臓専門医．現所属先では小児科准教授，地域周産期母子医療センター副センター長・臨床研修センター副センター長を拝命し，研修医の皆さんと楽しく仕事中．
本稿を作成しているなかで，私がまだたくさんの当直をしていたころを懐かしく思い出しました．冬期には次から次へと押し寄せるウイルス性胃腸炎に伴う脱水の子どもたちへ，多忙にまかせ「とりあえず1号液！」と言いながら点滴していた記憶があります（反省）．あれから20年近くが経ち，現在は「より安全」で「より効果的」な輸液戦略に関する多くの知見が集約されつつあります．やはり「とりあえず〇〇〇！」といった紋切り型の輸液ではなく，特に小児患者さんに対しては状態評価と病態把握を行ったうえでの適切な輸液戦略が必要です．本稿が研修医の皆様の一助になれば幸いです．

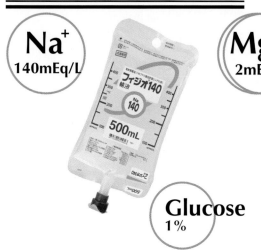

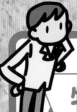

レジデントノート

特集関連バックナンバーのご紹介

増刊2018年4月発行 (Vol.20 No.2)

電解質異常の診かた・考え方・動き方

緊急性の判断からはじめる
First Aid

今井直彦／編
定価 4,700円＋税
ISBN 978-4-7581-1606-0

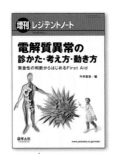

・総論, 各論, 実践ととても良い構成でした.
・内容も実臨床に沿って, 救急から外来まで幅広く網羅されておりレベルも適切であると思いました.

2018年3月号 (Vol.19 No.18)

敗血症を診る！リアルワールドでの初期診療

早期診断・抗菌薬・輸液など
速やかで的確なアプローチの
方法が身につく

大野博司／編
定価 2,000円＋税
ISBN 978-4-7581-1604-6

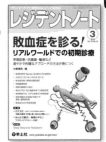

・実際の現場を想定した治療や管理方法の一例を示されており, 参考になった.
・敗血症に対して抗菌薬の説明だけでなく, 呼吸管理や循環管理の記載もあり非常に内容が濃いものとなっていた.

2017年5月号 (Vol.19 No.3)

1から始める輸液〜基本中の基本からおさえる！

現場ですぐに必要な知識を身につけ、
救急や病棟、周術期で
よくみる状況への対応がわかる！

森本康裕／編
定価 2,000円＋税
ISBN 978-4-7581-1586-5

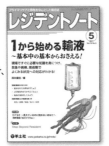

・基礎をしっかり押さえつつも, 実臨床で生かせる内容となっており読み応えがあった.
・研修医になりたてのときにまずつまずく輸液の基礎を, 麻酔科の視点から丁寧に解説していて読みやすかったです.

増刊2016年4月発行 (Vol.18 No.2)

あらゆる場面で自信がもてる！
輸液療法 はじめの一歩

基本知識と状況に応じた考え方、
ピットフォール

石丸裕康／編
定価 4,500円＋税
ISBN 978-4-7581-1567-4

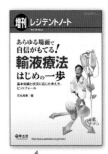

・病態ごとに輸液療法のポイントが記載されており, 非常によかったです.
・具体的な計算法なども載っていたので勉強になりました.

特集とあわせてご利用ください！

詳細は www.yodosha.co.jp/rnote/index.html

最新情報もチェック ➡ 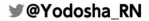 **f** residentnote　🐦 @Yodosha_RN

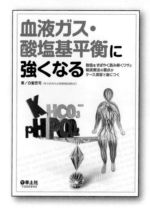
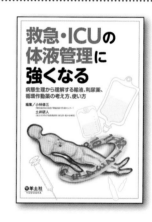
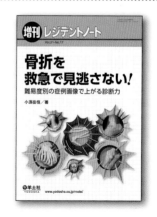

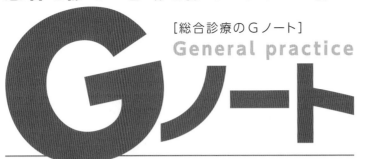

患者を診る　地域を診る　まるごと診る

[総合診療のGノート]
General practice
Gノート

■ 隔月刊（偶数月1日発行）　■ B5判
■ 定価（本体 2,800円+税）
※ 2019年発行号の価格は
本体2,500円（＋税）となります

「飲んでよかった」と
思わせる処方と説明の
コツがわかる！

2020年4月号 (Vol.7 No.3)　最新号

"ただ処方する"から卒業！
薬の上手な
処方ガイド
SDM で患者と決めて薬効を最大に！

編集／宮川政昭

- 特集にあたって
- 糖尿病の薬と患者さん
- 抗血栓薬と患者さん① ～脳血管障害予防の立場から
- 抗血栓薬と患者さん② ～心血管障害予防・治療の立場から
- 高血圧の薬と患者さん
- 吸入薬と患者さん
- 腎臓病の薬と患者さん
- 肝機能の薬と患者さん ～肝機能障害の原因について，正しく把握していますか？
- 抗認知症薬 ～物忘れの患者が来た

次号予告

2020年6月号
(Vol.7 No.4)　テーマ

知っておきたい！
お口まわりの基礎知識（仮題）

編集／弘中祥司

Instagramで
ゆるーく編集日記を更新中！
（もちろん雑誌・書籍情報も！）

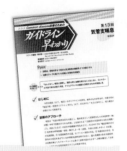
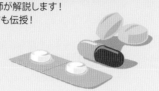
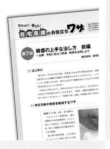
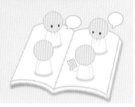
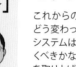

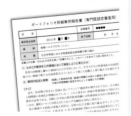

シリーズ：No グラム染色，No 感染症診療
〜グラム染色像からの菌の同定と適切な抗菌薬の決め方

第1回 グラム染色像からの菌の見分け方

林　俊誠

「抗菌薬の使い方がわからない」と悩む研修医の皆さんへ

　「感染症の教科書やガイドラインには選択すべき抗菌薬が明確に書かれているのに，実際に来た患者さんに抗菌薬をどう使うかわからない」という研修医の悲痛な悩みを耳にします．この悩みの本質は，**「抗菌薬の使い方がわからない」** のではなくて，**「何が起因菌かがわからないから抗菌薬が決められない」** ことにあります．その患者さんの起因菌がわかれば，選ぶべき抗菌薬は自ずと決まってきます．

　培養検査を行えば起因菌がわかりますが，結果が得られるのはおよそ3日後です．培養結果が得られるまでの3日間の抗菌薬選択は「当たればよし」といった，根拠の乏しい「おみくじ診療」になるので，主治医は不安になります．このように結果が得られるまで時間がかかる検査は，予想外の菌が生えてきたらどうしようという過剰な不安を生みます．その結果，不安になった主治医は必要以上に広域な抗菌薬を選択したり，本来不必要な複数種類の抗菌薬を併用して副作用を起こしたりします．でも，それでは患者さんも不安ですよね．

　起因菌がもっと早くわかる検査法はないのでしょうか．実は，それが，グラム染色です．染色した検体を顕微鏡で見るだけですぐに菌名を推定することができる，迅速簡便な感染症検査です．**治療開始前にグラム染色像をひと目見ておくと，あなたの悩みが解決します．**

見分けるべき菌はまず9タイプでよい

　グラム染色像から起因菌が見分けられれば，どの抗菌薬を最初に選択すべきかがズバリ決まります．菌の種類はかなり多いので見分けるのは大変と思ってしまいます．しかし，ご安心ください．臨床で重要な菌というのは，だいたい限られています．まずはこのあと紹介する3＋3＋3タイプ，つまり **9タイプだけ見分けられれば日常診療には十分** ということを実感していきましょう（**表**）．

✏ グラム染色の基礎

　患者さんから採取した検体（喀痰や尿，髄液，膿など）をスライドグラスに塗抹し乾燥させ，ガスバーナーやアルコールで固定します．そして順番に染色液をかけては水洗をく

表 ● グラム染色像でまず見分けられるようになりたい9タイプの菌

グラム染色像	菌	見分けるポイント
グラム陽性球菌 (GPC)	ブドウ球菌	「田んぼの田」が複数
	レンサ球菌	6連鎖以上の「長い菌」
	双球菌 (腸球菌または肺炎球菌)	・2連鎖または長くても4連鎖の「短い菌」 ・検体が横隔膜より頭側由来→肺炎球菌 ・検体が横隔膜より足側由来→腸球菌 ・菌周囲に莢膜が見える→肺炎球菌
グラム陰性球菌 (GNC)	モラクセラ	検体が喀痰や副鼻腔炎の鼻汁
	淋菌	検体が尿道分泌物
	髄膜炎菌	検体が髄液
グラム陰性桿菌 (GNR)	大腸菌やその類縁	縦横比が1：2〜3の「ソーセージ型」
	インフルエンザ桿菌	大腸菌よりかなり「小さい」
	緑膿菌やその類縁	大腸菌よりかなり「細い」

り返し，グラム染色を行います．染色後，乾燥させたスライドグラスの像を顕微鏡の1,000倍拡大で観察します．ちなみに検体が血液の場合は20 mL中に菌が1匹いるかどうかの菌量ですから，採血直後の血液をそのままスライドグラス1枚に塗抹してもまず菌は見えません．培養ボトルに血液を規定量採取して専用の機械で培養し，菌検出シグナルのあったボトルから培養液の一部をとってグラム染色を行います．

　グラム染色鏡検で菌が見えた場合，**青い菌をグラム陽性**（Gram-positive），**赤い菌をグラム陰性**（Gram-negative）と呼びます．また，形態で**丸い球菌**（Cocci）と，**細長い桿菌**（Rods）に分け，色と形態を組み合わせてグラム陽性球菌（頭文字で略すとGPC），陰性桿菌（同GNR）などと呼びます．

🖊 主要な菌の見分け方

　簡略化して覚えやすくするため，日常診療での検出が比較的稀なグラム陽性桿菌は本稿では省きます．それ以外の**グラム陽性球菌，陰性球菌，陰性桿菌をそれぞれ3タイプに分けて**みていきましょう．最後に，それらが入り混じった像が見えた場合についても解説します．

❶ グラム陽性球菌（GPC）

　グラム陽性球菌は，ブドウ球菌，レンサ球菌，そしてグラム陽性双球菌（腸球菌または肺炎球菌）の3タイプに分けられます．最初に探すのが球菌が4つくっついた**「田んぼの田」**で，これが複数あればブドウ球菌（*Staphylococcus*属）と推定します（図1A）．もちろんブドウの房状であればブドウ球菌と推定しますが，レンサ球菌やグラム陽性桿菌が偶然集合している場合にブドウ球菌と間違って判断してしまうことがあるので，「田」を探すことが大切です．「田」が見えなければ，次は連鎖の長さで判断します．**6連鎖以上となる「長い菌」は一般的なレンサ球菌**（*Streptococcus*属）**と推定**します（図1B）．2連鎖または長くても4連鎖の**「短い菌」**は，**腸球菌**（*Enterococcus*属）か肺炎球菌（*Streptococcus pneumo-*

niae）と推定します．横隔膜より頭側由来の検体であれば肺炎球菌，横隔膜より足側由来の
検体であれば腸球菌の可能性が高い（**図1C上段**）ですし，周囲に白く莢膜（きょうまく）が見えれば肺炎
球菌の可能性が高まります（**図1C下段**）．連鎖の長さは平均値で捉えることが大切で，一部
が6連鎖以上の長さに見えても，多くの視野で2〜4連鎖であれば「短い菌」と判断します．

❷ グラム陰性球菌（GNC）

　　グラム陰性球菌は，モラクセラ，淋菌，そして髄膜炎菌の3タイプに分けられます．い
ずれもソラマメ型をした双球菌で全く同じように見えるため，見分けられません．しかし
検体を意識すると3タイプをすぐに判別することができます．なぜなら**炎症を起こす臓器
が3タイプで全く異なる**からです．肺炎・気管支炎の喀痰や副鼻腔炎の鼻汁に陰性球菌が
見えればモラクセラ（*Moraxella catarrhalis*）と推定します（**図2**）．モラクセラに似た菌が
尿道炎の尿道分泌物から見えれば淋菌（*Neisseria gonorrhoeae*）と推定し，性交渉歴を聴取
したうえでパートナーの検査も忘れないようにしましょう．同様に，髄液で陰性球菌が見
えれば髄膜炎菌（*Neisseria meningitidis*）と推定します．

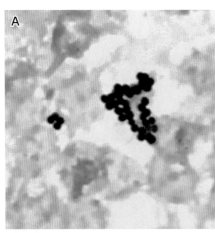

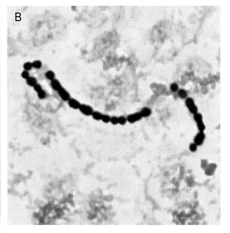

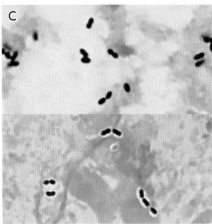

図1 ● 主要なグラム陽性球菌のグラム染色像
（ハッカー法で染色，1,000倍で鏡検）

A）血液培養検体．ブドウの房状に配列する陽性球菌だが，
菌量が少ない場合はレンサ球菌と見誤ることがある．こ
のように「田んぼの田」が複数あれば，ブドウ球菌と
推定できる．

B）血液培養検体．6連鎖以上の長い陽性球菌であり，レン
サ球菌と推定できる．α溶血性レンサ球菌では連鎖の
一部だけが赤くグラム陰性に，β溶血性レンサ球菌で
は連鎖の全体が赤みを帯びて紫色に見えることがある
（図1Bはα溶血性レンサ球菌）．

C）グラム陽性双球菌で，上段が血液培養検体の腸球菌，下
段が喀痰の肺炎球菌である．形態は非常に似ているが，
莢膜の有無や感染臓器を考慮することで鑑別できる．

❸ グラム陰性桿菌（GNR）

グラム陰性桿菌は，大腸菌やその類縁，インフルエンザ桿菌，緑膿菌やその類縁の3タイプに分けられます．縦横比が1：2～3の「ソーセージ型」に見えれば大腸菌（*Escherichia coli*）やその類縁を推定します（**図3A**上段）．大腸菌の類縁で有名なのは，大腸菌より少し太くて莢膜がある肺炎桿菌〔クレブシエラ菌（*Klebsiella pneumoniae*）〕です（**図3A**下段）．球菌と間違えそうなくらい，大腸菌よりかなり「小さい」陰性桿菌は，インフルエンザ桿菌（*Haemophilus influenzae*）と推定します（**図3B**）．大腸菌よりかなり「細い」陰性桿菌は，緑膿菌（*Pseudomonas aeruginosa*）やその類縁と推定します（**図3C**）．

❹ 多種多様な菌が見える場合

グラム陽性菌や陰性菌，球菌や桿菌など多種多様な菌が見え，菌の形も先ほどあげたような9タイプにうまく当てはまらない場合は，嫌気性菌の関与やそれによる膿瘍形成を考慮します（**図4**）．例えば喀痰でこのような像がみられれば誤嚥性肺炎や肺膿瘍を疑います．鼻をつまみたくなるような特有の嫌気臭が検体にあればほぼ確実に嫌気性菌感染でしょう．見えているひとつひとつの菌名を推定するのは困難なので，グラム染色像を見てモヤモヤした気持ちになるかもしれません．しかし起因菌が嫌気性菌であろうと推定できることで，適切な抗菌薬を選択したり，膿瘍の検索やドレナージを優先して行う方針を立てたりなど今後の方針が早期に明確になります．

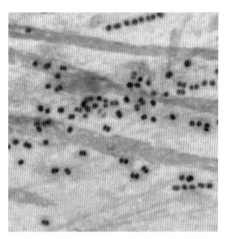

図2 ◉ グラム陰性球菌のグラム染色像（ハッカー法で染色，1,000倍で鏡検）
喀痰のモラクセラを例示した．陰性球菌はどのタイプもソラマメ型，または腎臓が向かい合ったような双球菌であるため，形態だけでの菌名推定は難しい．しかし検体が喀痰なのか，尿道分泌物なのか，髄液なのかがわかれば，容易に菌名が推定できる．

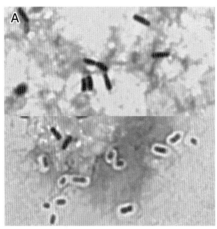

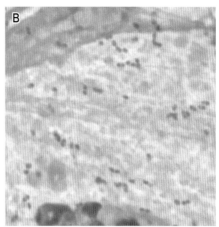

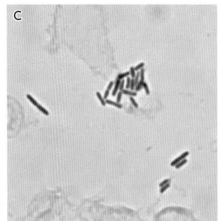

図3 ● 主なグラム陰性桿菌のグラム染色像
（ハッカー法で染色，1,000倍で鏡検）

A) 上段は血液培養検体．ソーセージのような形態をしており大腸菌やその類縁と推定する．下段は尿．大腸菌に比較して太めで莢膜があることから肺炎桿菌（クレブシエラ菌）と推定する．

B) 喀痰．大腸菌と比較してかなり小さいのがインフルエンザ桿菌である．よく探さないとグラム陽性菌だけに目が行って見逃してしまったり，陰性球菌と誤ったりすることがある．

C) 血液培養検体．緑膿菌やその類縁は，大腸菌に比較してかなり細いのがわかる．ただし浸透圧の高い尿や分裂がさかんな状態では大腸菌も細く見えることがあり，患者背景や重症度などから菌名を総合的に推定する必要がある．

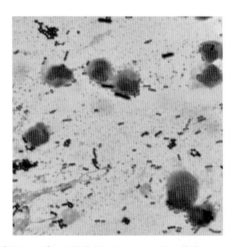

図4 ● 複数菌種が見えるグラム染色像（ハッカー法で染色，1,000倍で鏡検）
誤嚥性肺炎の喀痰グラム染色像を例示した．ブドウ房状のグラム陽性球菌，グラム陽性レンサ球菌，グラム陽性桿菌，グラム陰性桿菌など複数菌種が確認できる．このような場合はひとつひとつの菌名を推定することよりも，嫌気性菌を含む混合感染である可能性を考えることが大切である．

> ★ Point
> ● グラム染色像は，GPC 3タイプ＋GNC 3タイプ＋GNR 3タイプの合計9タイプだけを見分けられればまずは十分
> ● GPCは田んぼの田，長い，短いの順で見分ける．GNCは検体の種類で見分ける．GNRはソーセージ型の大腸菌を基準とし，それより小さいか，細いかで見分ける
> ● 多種多様な菌が見える場合は嫌気性菌の関与や，膿瘍がないかどうか探してみよう

● おわりに

　9タイプが見分けられるようになって，より正確に，もっと多くの菌種を見分けたくなったら，**院内の微生物検査室に足を運んでみましょう**．午前中は臨床検査技師の方も忙しいですから，できれば事前に連絡してから午後に行くと喜ばれますよ．検査室には，すでに菌名がわかっている検体のスライドや，その菌の培地があります．それを見たり，ときには臭いまで臨床検査技師から学ぶことで感染症診療がいっそう身近に感じられるようになります．その反対に**患者さんの情報を臨床検査技師にも積極的に伝えましょう**．ぜひ指導医も誘って，微生物検査室に行ってみてくださいね．臨床検査技師とのディスカッションは宝の山です．

　次回は，見分けた菌からの抗菌薬の決め方についてわかりやすく取り上げます．お楽しみに！

文　献

1）「できる！見える！活かす！グラム染色からの感染症診断」（田里大輔，藤田次郎/著），羊土社，2013
　　↑検体採取法や塗抹・染色手技について豊富な記載.
2）「第2版 感染症診断に役立つグラム染色―実践 永田邦昭のグラム染色カラーアトラス」（永田邦昭/著），シーニュ，2014
　　↑より奥深く判別力を上げたい人におすすめの一冊.

Profile

林　俊誠 (Toshimasa Hayashi)

前橋赤十字病院 感染症内科
研修医時代に臨床検査技師にグラム染色を教えてもらい，患者さんの救命に何度も役立ちました．だから，日本中，どの研修医にもグラム染色が得意になってほしい！研修医のときの心を思い出すために，当院初期研修医（執筆当時）の佐藤晃雅先生の意見を聞きながらこの原稿を書きました．明日，1枚だけでも，グラム染色スライド，見てみませんか？

なるほどわかった！日常診療の ズバリ 基本講座

このコーナーでは臨床研修で必要な日常診療のきほんの"き"について，先輩医師が解説します！

◎ シリーズ：世界に目を向けた熱中症対策
〜2020年の夏をめざして，春からはじまる集中連載

第1回 熱中症の重症・非重症の分類と対応の概略

神田　潤

● はじめに

　今年は穏やかな暖冬で，冬の寒い毎日を過ごしていたうちに，暑い夏の日のことを忘れてしまったかもしれません．熱中症が原因で毎年，高齢の方が多く搬送されていますが，若いわれわれでも倒れてしまいそうなあの暑さを思い出してみてください．2020年の今年，オリンピックやパラリンピックは延期となりましたが，相変わらず地球の温暖化もわが国の高齢化も進行中で，熱中症の対策を過小評価することはできません．

　今回，レジデントノートを通して，熱心な読者の皆さんに，熱中症への対応をお伝えする機会をいただきました．今月より3回の予定で，熱中症対策の現状，世界の熱中症対策，エビデンスのおさらいを取りあげます．

　熱中症は，数日の間に患者が集中するという特徴があり，災害と同様の対応が必要です．一人でも多くの読者がこのシリーズをきっかけにして，各病院の熱中症対策の戦力となって，2020年の夏の救急医療を支えてくれることを期待しています．

● 熱中症の重症度

 1）概要

　熱中症は夏季の暑熱下で多く発症する環境性障害であり，運動や労働が原因の労作性と日常生活中に発症する非労作性に大別できます．発症の経緯から診断が容易と思われがちですが，実際には図の熱中症重症度分類のⅠ〜Ⅲ度の定義として種々の臨床症状があげられているように，ほかの疾患との鑑別や重症度の診断は簡単ではありません．しかしながら，**ほかの疾患を否定してからでは，熱中症に対して迅速に行うべき対応が遅れてしまいます**．わが国の7〜8月のような熱中症患者の大量発生が予測される状況では，すべての人に熱中症の可能性があると考えて，ほかの疾患と熱中症の双方の初期対応を行うべきといえます．

新分類	症状	重症度	治療	従来の分類 (参考)
Ⅰ度	めまい，大量の発汗，欠伸，筋肉痛，筋肉の硬直（こむら返り）（意識障害を認めない）		通常は現場で対応可能 →冷所での安静，体表冷却，経口的に水分とNaの補給	heat syncope heat cramp
Ⅱ度	頭痛，嘔吐，倦怠感，虚脱感，集中力や判断力の低下（JCS1以下）		医療機関での診察が必要→体温管理，安静，十分な水分とNaの補給（経口摂取が困難なときには点滴にて）	heat exhaustion
Ⅲ度 （重症）	下記の3つのうちいずれかを含む (1) 中枢神経症状（意識障害≧JCS2，小脳症状，痙攣発作） (2) 肝・腎機能障害（入院経過観察，入院加療が必要な程度の肝または腎障害） (3) 血液凝固異常〔急性期DIC診断基準（日本救急医学会）にてDICと診断〕		入院加療（場合により集中治療）が必要→体温管理（体表冷却に加え体内冷却，血管内冷却などを追加） 呼吸，循環管理 DIC治療	heat stroke

Ⅰ度の症状が徐々に改善している場合のみ，現場の応急処置と見守りでOK

Ⅱ度の症状が出現したり，Ⅰ度に改善が見られない場合，すぐ病院へ搬送する

Ⅲ度か否かは救急隊員や，病院到着後の診察・検査により診断される

図 ● 日本救急医学会熱中症分類2015
文献1より転載．

2) 熱中症重症度分類とBouchama基準

　熱中症重症度分類は，1999年から数度の改訂を経て，日本救急医学会の推奨する現在の重症度分類となり，わが国では標準的な重症度の診断基準として認知されています[1, 2]．しかしながら，重症例については熱中症重症度分類Ⅲ度の定義では，軽い見当識障害のみの症例からDIC（disseminated intravascular coagulation：播種性血管内凝固症候群）や多臓器不全を合併した致死的な状態まで含むことになるため，最重症として同じ範疇で扱うには，無理があります[3]．

　海外では，Bouchama基準に従って，深部体温40℃以上で中枢神経障害を認めた症例をHeatstroke（狭義）として重症と判断するのが一般的です[4]．なお，現在のわが国では熱中症全般をHeatstroke（広義）としていますが，海外でそれに該当するのはHeat illnessです．

　現状では，熱中症の重症度を判断するには熱中症重症度分類とBouchama基準を使いこなすのが望ましいです．ERでのスクリーニング（多くの患者のなかから重症例になりうる症例を選別する）には感度の高い熱中症重症度分類を用いるのに対して，多くの医療資源を必要とする集中治療管理を開始する際は，特異度の高いBouchama基準を用いて非重症例を除外するのが望ましいと考えられます．

非重症例への対応

 1）概要

　非重症と診断された症例は，深部体温が高くなっていない場合が多く，脱水が病態の中心です．したがって，経口での水分補給ができない場合，細胞外液 1,000 mL の補液と 2 時間程度の休憩が必要となります．脱水の程度が強ければ 2,000 mL 程度まで輸液を追加してもよいです．東京都内の二次病院での熱中症患者 82 例の症例集積研究では，非重症例（81 例）は体温がすべて 37℃ 以下で，救急外来で 2 時間程度かけた細胞外液 500〜1,000 mL の補液と休憩で症状が改善した報告があります[5]．

 2）待合室

　まずは，涼しい場所で水分摂取・休憩を行わなくてはいけません．診察室で収容できない場合は，待合室に休憩可能なクールシェアスペースを確保するのが有効で，空調（冷房）の設定温度は 24〜26℃ が望ましいです．また熱を放散するために脱衣する必要があるので，患者のプライバシーが確保されるよう，カーテンやパーテーションなどの仕切りを用意する必要があります．実際に，待合室で待っている間に熱中症の症状が改善して，診察時には無症状であることはよく経験します．

 3）体外冷却

　軽症熱中症では積極的な冷却を行わない施設もありますが，非重症であっても積極的な冷却を行うことで，症状の早期改善や重症化の予防が期待できます．積極的な体外冷却としては，蒸散冷却法や局所冷却法があげられます．

　蒸散冷却法はスプレーや濡れタオルで体を湿らせて，扇風機や団扇で蒸散させることによって気化熱を奪う方法で，局所冷却法は氷枕や氷嚢を頸部や腋窩にあてる方法です．

　運動や労働で発生した労作性熱中症の患者にはアイスプール（cold water immersion）が有効だといわれています．お互いの転帰を直接比較した研究がないので，特定の冷却法を推奨することはできませんが，各冷却法にはその有効性を示した症例集積研究が多数発表されています[6]．ただし，過剰な冷却は体表だけを冷却してシバリングを起こすので，患者の状態に合わせて，冷却の強度を調節する必要があります．

 4）水分の経口摂取・点滴による補液

　飲水が可能ならば，経口補水液を摂取させます．経口補水液が塩辛いなどといって摂取できない場合は，水やお茶，スポーツドリンクでも構いません．

　水分の経口摂取ができない症例やできても症状が軽快しない症例が点滴の適応となります．その場合は経口摂取に拘らずに，静脈路を確保して細胞外液 500〜1,000 mL を点滴投

与します．**水分摂取の終了の目安は，自覚症状の消失と排尿です**．脱水が高度なときは2,000 mL程度の点滴が必要な場合があります．

 5） 入院させるかどうかの判断

　　非重症例で症状が改善した場合は基本的に帰宅可能です．しかし利尿や臨床症状の改善がない場合や，横紋筋融解（高クレアチンキナーゼ血症）や電解質異常を認める場合は，補液と経過観察を継続するのが望ましいです．**症状が改善した場合でも，脱水傾向であると考えられるので，スポーツや労働への復帰には，慎重な判断が必要です**（可能なら，やめるべきです）．

● 重症例への対応

 1） 初期対応

　　重症熱中症の初期診療として重要なのは，脱水に対する補液，高体温に対する冷却，および呼吸不全や循環不全に対する人工呼吸器管理などの集中治療管理です．

　　まず，A（気道）B（呼吸）C（循環）の安定化が最優先されます．必要に応じて，気管挿管・人工呼吸器管理，大量補液，カテコラミン投与などの集中治療管理を開始します．

　　重症熱中症に対して，特定の冷却法を支持する大規模調査は行われていませんが，労作性熱中症にはcold water immersion，非労作性熱中症には蒸散冷却・氷囊・水冷式ブランケットなどの体外冷却が有効だとされています[6]．ただし，cold water immersionや蒸散冷却を用いるならば，事前にトレーニングを行わないと，重症熱中症で推奨されている冷却速度（6.0℃/時以上）を達成するのは難しいです[7]．その一方で，血管内冷却カテーテルを用いた深部冷却（サーモガードXP™）やゲルパッド式水冷体表冷却（Arctic Sun®）などの最新式体温管理装置を用いた冷却は，適切に機器の導入や管理を行えば，十分な冷却速度を維持することが容易だと考えられます．

　　どの冷却法が望ましいかを比較した研究はない以上，**事前のトレーニングや体温管理機器の導入で冷却の質（冷却速度6.0℃/時以上）を担保したうえで，各施設の実情に応じた積極的な冷却を行うのが望ましいといえます．**

 2） 入院後の治療

　　重症熱中症は，中枢神経，肝，腎，DIC，循環器などの多臓器不全を呈します．初期対応で積極的な冷却や気管挿管・人工呼吸器管理，大量補液，カテコラミン投与などの集中治療管理を開始した重症例は，救命救急センター・集中治療室へ入室するのが望ましいです．入院後の治療としては，中枢神経障害に対する低体温療法，肝障害・肝不全に対する

輸血・血漿交換・肝移植，腎不全に対する血液浄化療法，DICに対するリコンビナントトロンボモジュリン，AT-Ⅲ製剤などの抗DIC治療法を行った報告があります．しかし，各臓器障害に推奨される特定の治療法はなく，対症療法を中心に集中治療管理が行われているのが現状です[7]．

　今回は，入門編として重症と非重症の分類，おのおのへの対応の概略を説明しました．
　次回以降は実践編，文献編となります．実践編では，冷却法の比較や訓練，海外での熱中症対策などにも言及したいと思いますので，お楽しみに．

文　献

1）「熱中症診療ガイドライン2015」（熱中症に関する委員会／編），2015
　https://www.mhlw.go.jp/file/06-Seisakujouhou-10800000-Iseikyoku/heatstroke2015.pdf
2）安岡正蔵，他：熱中症（暑熱障害）1〜3度分類の提案 熱中症新分類の臨床的意義．救急医学，23：1119-1123, 1999
3）神田 潤，他：熱中症重症度スコアと予後の関係．ICUとCCU，38：411-417, 2014
4）Bouchama A & Knochel JP：Heat stroke. N Engl J Med, 346：1978-1988, 2002（PMID：12075060）
5）神田 潤，他：東京都内の二次救急医療機関における非重症の熱中症症例の検討．日本臨床救急医学会雑誌，22：567-572, 2019
6）Gaudio FG & Grissom CK：Cooling Methods in Heat Stroke. J Emerg Med, 50：607-616, 2016（PMID：26525947）
7）Epstein Y & Yanovich R：Heatstroke. N Engl J Med, 380：2449-2459, 2019（PMID：31216400）

Profile

神田　潤 (Jun Kanda)

帝京大学医学部 救急医学講座
日本救急医学会熱中症および低体温症に関する委員会
臨床研修医時代，レジデントノートは愛読書でした．当時の救急部長が執筆したのに，すごく憧れたのを覚えています．10年以上が過ぎて，自分が執筆の大役を拝命するとは夢のような喜びです．5歳になった長男の育児と両立しながら，この大役を全うできるよう頑張ります．

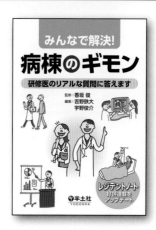
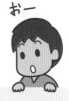
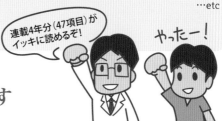

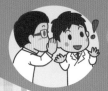

第38回　ちょっと待って，刺しやすいからといってそこに穿刺して大丈夫！？

五十嵐 岳

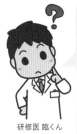

研修医 臨くん

先生，ぼくも医師になって1カ月，静脈採血にも慣れてきて，もう百発百中ですよ！ ただ，ぼくが穿刺すると痛がられることが多々あるんですよねぇ…看護師さんだと何ともないのに．どうしてなんだろう？

臨くん，重要な神経はどこを走行しているのか，ちゃんと把握してる…？ では，駆血した私の左腕肘窩を図1に提示するよ．臨くんが静脈採血を行うとしたら，①〜③のどの穿刺ルートを選ぶ？

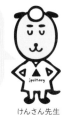

けんさん先生

 ### 解 説

　さて，"自分だったらここを穿刺するだろうな"という穿刺コースを決めてくれたかな？ では，解剖なんてもうすっかり忘れてしまっているだろうから…図2を参照しながら確認をしていこう！

　まず，左腕肘部浅層（図2A）から確認していくけれども，前腕浅層における静脈走行は"川"の字のようになっており，体幹側より尺側皮静脈，前腕正中皮静脈，橈側皮静脈という．この3本は肘窩において"IYI"のようにつながっており，尺側皮静脈と前腕正中皮静脈をつなぐのが尺側正中皮静脈，橈側皮静脈と前腕正中皮静脈をつなぐのが橈側正中皮静脈だよ．

　次に左腕肘部深層（図2B）．**上腕における尺側皮静脈の深層に上腕動脈が走行，肘部において上腕動脈から橈骨動脈が分岐し，橈骨動脈は尺側正中皮静脈の深層を走行する．また，上腕動脈に併走して正中神経がみられる**．正中神経は，母指（親指）から環指（薬指）

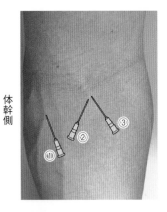

体幹側

図1 けんさん先生の
左腕肘窩

母指側1/2までの掌側の感覚を支配し，前腕部では前腕の回内や手首の屈曲，手指の屈曲，さらに手部では母指の付け根の筋肉（母指球筋）などを支配する神経だったよね[1]．みんな，この"正中神経を損傷させるのはマズい"ということはわかっていると思うのだけれど，針先をどれくらい進めると神経に当たってしまう可能性があるのか，考えたことがあるかな？

　正中神経から皮膚の距離を調べた大西らの報告では，最低値2.9 mm，最高値13.0 mm，中央値5.9 mmとされている[2]．皮膚に対しての穿刺角が30°であれば針先を11.8 mm進めると深さ5.9 mmに到達するし，穿刺角15°であれば針先を22.8 mm進めると深さ5.9 mmに到達することになる．このように11.8〜22.8 mm針先を進めると正中神経に当たってしまう可能性がある．これは予想していたよりも短い距離なんじゃないかな？

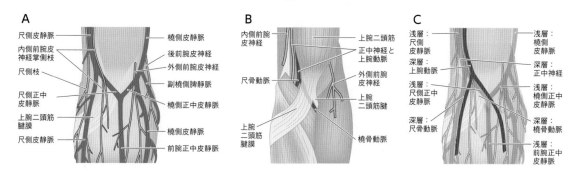

図2 左腕肘部の解剖
A）浅層，B）深層，C）浅層＋深層．文献1，4より作成．

また，右腕肘関節部を5 mm間隔の210個のドットに分け，それら1つずつに一定の荷重をかけ，痛みを3段階で評価することで痛点分布図を作製した関口らの研究がある[3]．ここでは痛みを最も強く感じるのは内側であり，次に正中，外側と，体幹から離れるほど痛みが低下するという結果であった．これも踏まえて，図1の穿刺ルートを考えると…

穿刺ルート①：静脈走行がわかりやすいので穿刺成功率は高いけれども，患者さんの痛みを伴いやすい

穿刺ルート②：静脈走行がわかりにくいので穿刺成功率は低いけれども，患者さんの痛みが出る可能性は低い

穿刺ルート③：静脈走行がわかりやすいので穿刺成功率は高いけれども，正中〜橈骨動脈損傷，正中神経損傷に気をつけるべき

肘部からの静脈採血では，痛点分布を考慮しつつ，図2Cのような透過図を頭にイメージし，神経，動脈を避けるように穿刺するとよいね．

静脈採血は研修医が最もよく行う手技の1つだと思うけれども，実は"裁判になりやすい手技の1つ"でもあるんだ．なので，正しい知識をもって手技を行ってね！

静脈走行がわかりやすく穿刺しやすい部位＝安全というわけではないこと，体幹側ほど穿刺時疼痛が増す可能性が高いことを覚えておいてね！

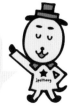

文　献　1）五十嵐 岳：患者の観察と緊急時の対応．「今月の特集2 標準採血法アップデート」，臨床検査，64：180-188，2020
2）大西宏明，渡邊 卓：臨床検査医学 採血を科学する－エビデンスに基づく神経損傷の予防法．医学のあゆみ，253：1111-1112，2015
3）関口里美，他：前腕肘部の痛点分布に関する検討．血液事業，35：577-581，2012
4）五味敏昭：安全・確実な静脈採血（肘窩）に必要な解剖学の知識．Medical Technology，38：14-20，2010

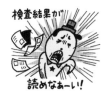

今月のけんさん先生は…
聖マリアンナ医科大学の五十嵐 岳でした！今日はちょっとご紹介．本連載にも登場しているりんしょう犬さんのLINEスタンプを制作しました．みんなも使っている日常的な検査をクスっと笑ってしまうようなデザインに仕立ててみたので"りんしょう犬さん，LINEスタンプ"で検索してみてね！

症例から深めるBasic Lab
Clinical Laboratory Problem Solving

シリーズ編集／濱口杉大（福島県立医科大学 総合内科）

何となくで出しがちな基本検査，
その所見を症例の流れからどう
解釈するか？ 総合内科医の目の
つけどころを紹介します．

第2回
子宮筋腫のある40歳代女性が重度の貧血にて産婦人科から紹介となった（その2）

中本洋平

【症例】 前回までの要約

　40歳代女性．精神遅滞と子宮筋腫はあるが，生来健康．1カ月前から食思不振，易疲労感が出現し徐々に進行していた．来院当日，かかりつけ産婦人科を受診した際に重度の貧血を疑われ，そのまま当院産婦人科を紹介受診したところ，Hb 2.7 g/dLと重度の貧血が認められたため入院となった．輸血開始後，心肺停止状態となり心肺蘇生を開始．気管挿管，人工呼吸により心拍再開しICUに入室となった．入院時から38℃台の発熱があり，貧血の原因精査のため血液内科に紹介となったが，骨髄穿刺検査で白血病，悪性リンパ腫の所見はなし．CTでは肝脾腫，胆石，子宮筋腫を認めた．軽度大動脈弁逆流はあるが心機能収縮能は正常．静脈エコーでは下腿静脈に複数の血栓を認めた．

　その後全身けいれんを発症したものの，全身状態が改善したため抜管．しかし，入院時より発熱が継続しており不明熱として総合内科に転科．A型胃炎，抗内因子抗体陽性により悪性貧血が判明し，ビタミンB12補充の継続と葉酸補充を開始した．

　入院17日目，高度房室ブロックによる徐脈が生じ再び心肺停止状態となり，再挿管し人工呼吸，ICU入室．経静脈的一時ペースメーカー（temporary pacemaker：TPM）を挿入したが意識レベルは不安定で，気管切開，人工呼吸器管理継続となった．

症例の続き

　血液検査の結果を再度確認すると入院時からaPTTの延長が継続していた．

入院19日目の血液検査：Hb 7.1 g/dL，白血球 4,200/μL（好中球80％，リンパ球15％），血小板 4.6万/μL，PT-INR 1.48，aPTT 68.6秒，AST 27 IU/L，ALT 33 IU/L，LDH 479 IU/L，γ-GTP 54 IU/L，ALP 306 IU/L，BUN 27 mg/dL，Cr 0.60 mg/dL，Na 152 mEq/L，K 3.4 mEq/L，Cl 118 mEq/L，CRP 3.02 mg/dL

尿検査：タンパク2＋，潜血3＋，顆粒円柱多数，蝋様円柱1～4/HPF

解説

　プロトロンビン時間（PT）や活性化トロンボプラスチン時間（aPTT）などの凝固・線溶系検査は救急外来などでは「ルーチン」に測定されることも多いが，異常値があった場合には放置せずに評価することが大事である．

　本症例のようにaPTTの延長はあるがPTの延長がない場合，まずは採血や検査手技に要因がないかを検討する．それらがない場合，次は凝固因子欠乏もしくは凝固因子インヒビターの存在を疑い，鑑別のためにクロスミキシング試験を行う．

　クロスミキシング試験とは，患者血漿と正常血漿を異なる割合で混和してaPTTを測定し，その結果を図1のようにグラフで示して，その形態から凝固因子が足りないのか（凝固因子欠乏パターン），凝固因子インヒビターが存在するのか（インヒビターパターン）を視覚的に判定する試験である．凝固因子欠乏パターンの場合は正常血漿が混和されるとすみやかにaPTTが正常に近づいて下に凸のグラフとなり，インヒビターパターンの場合は正常血漿を混和してもaPTTの延長が続いて上に凸のグラフとなることが多い[1]．ただ，インヒビターの種類によってはその作用発現時間や発現温度の条件が異なるため，インヒビターが存在していても下に凸の変化を認める場合もある．そのためクロスミキシング試験においては混和直後とインキュベーション（37℃，2時間）後のaPTTをそれぞれ測定し，変化の有無を確認する必要がある（図2）．患者血漿と正常血漿を混和する割合に関して，国際血栓止血学会/学術標準化委員会（ISTH/SSC）のガイドラインでは，患者血漿のみ，患者血漿：正常血漿＝1：1，正常血漿のみの3ポイントで実施することが推奨されているが，実際はほかの混合比率のaPTTも測定してからグラフを作成し，評価することが多い[2]．

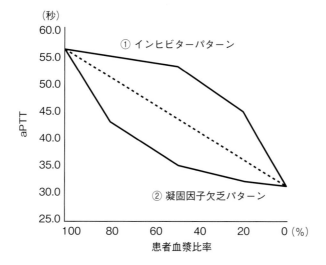

図1 ● クロスミキシング試験結果の一例
①が上に凸のインヒビターパターン，②が下に凸の凝固因子欠乏パターン．

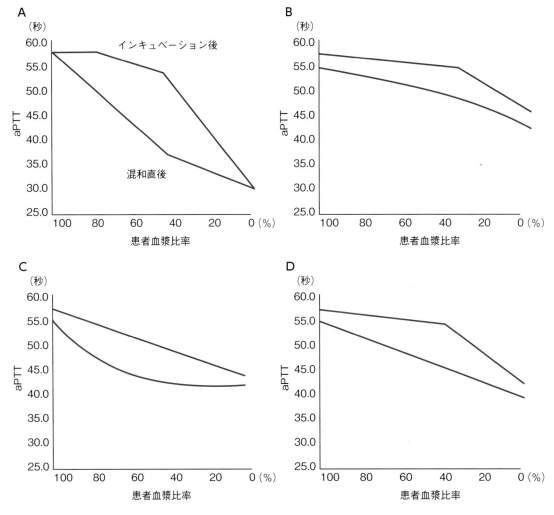

図2 ● インキュベーションによる aPTT の変化

A) 混和直後はやや下に凸となっているが，インキュベーション後に上に凸となったインヒビターパターンの例．特に後天性Ⅷ因子インヒビターではこのような結果になる．

B〜D) このようにさまざまな変化を認めることがあるが，インキュベーション後に上に凸となったり，混和直後と比べaPTTが延長する場合は凝固因子インヒビターの存在を疑う．

症例の続き

　クロスミキシング試験を行ったところ，混和直後，インキュベーション後いずれも上に凸のグラフとなり（図3），凝固因子インヒビターの存在が疑われた．しかし，aPTTは延長しているにもかかわらず過去の画像検査では深部静脈血栓が多数存在するなど，出血傾向というよりは血栓傾向であった．これより，ループスアンチコアグラント（lupus anticoagulant：LA）の存在が疑われた．

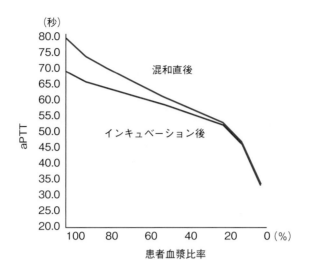

（秒）

aPTT

混和直後

インキュベーション後

患者血漿比率 (%)

図3 ● 本症例におけるクロスミキシング試験結果

解説

　クロスミキシング試験でインヒビターパターンとなった場合，原因として多いものは第Ⅷ因子インヒビターかLAである．LAは抗リン脂質抗体症候群（antiphospholipid syndrome：APS）に関連している抗リン脂質抗体（antiphospholipid antibody：aPL）の1つである．リン脂質は凝固反応に必須の物質であり，細胞膜に存在している．LAは凝固因子そのものを抑制するのではなく，このリン脂質を抑制することで凝固反応を延長させる．LAの対応抗原は，リン脂質と結合したβ_2グリコプロテインⅠやプロトロンビンと考えられているが確立されたLAの検出方法はなく，凝固時間法を用いて機能的に測定する必要がある[3]．このような機序からLAはPTにも影響を与えそうに思えるが，PT試薬には多量のリン脂質が含まれているため，LAの影響を受けにくく，aPTTのみ延長することが多い．また，LAが存在していても検体や試薬のリン脂質の濃度によってはaPTTの延長を認めないこともある．

　多くのガイドラインにおいてLAのスクリーニングとして希釈ラッセル蛇毒時間（dRVVT）の使用が勧められている[4]．ラッセル蛇毒は第Ⅹ因子を直接活性化し凝固反応を起こす．dRVVTでのLA確認検査は試薬によって多少の違いがあるものの，ラッセル蛇毒のみ含まれた試薬でのaPTT（LAが存在する場合，aPTTは延長する）と過剰のリン脂質も含んだ試薬でのaPTT（LAが存在する場合であっても，aPTT延長は過剰なリン脂質により是正される）を測定し，その比が一定以上の場合にLA陽性と報告される．ただし，dRVVTでaPTTの延長がない場合でも臨床的にAPSが疑わしい場合はほかの方法でLAを確認したり，LA以外のaPLを確認したりする．またaPLは健常人や，そのほかさまざまな疾患を有する人で認めることもあるので（表1），aPL陽性＝APSと単純に判断するのではなく，臨床経過も含めて検査結果を解釈する必要がある．

表1 ● APS 以外で aPL が陽性となりうる疾患[5]

健常人	通常は一過性の場合が多い		
膠原病	特に SLE		
感染症	細菌感染症：梅毒，ライム病，結核，IE，リウマチ熱，クレブシエラ感染症		
	ウイルス感染症：HIV 感染症，EBV 感染症，風疹，パルボウイルス感染症，A 型・B 型・C 型肝炎		
	寄生虫：マラリア，トキソプラズマ症		
薬剤	プロカインアミド，クロルプロマジン，クロルサリドン，キニン，経口避妊薬		
悪性腫瘍	固形癌，骨髄増殖性腫瘍，リンパ増殖性疾患（リンパ腫を含む），形質細胞腫瘍		

SLE（systemic lupus erythematosus：全身性エリテマトーデス），IE（infective endocarditis：感染性心内膜炎）

Column

参考症例：PT だけ延長しているのはなぜ？

　80歳代女性．慢性腎不全で維持透析中に脳出血・開頭術後，リハビリ目的で近医総合病院に入院していたが，入院中に発熱を認め精査でも原因がわからず精査目的で当院へ転院．入院時に行った凝固検査でPT-INRの延長を認めた．aPTTの延長はなかった．出血傾向の病歴，抗凝固薬の内服，透析でのヘパリンの使用もなかった．前医での治療歴を確認すると，細菌感染症疑いとして転院前まで抗菌薬治療が行われていたことがわかった．これより抗菌薬投与による腸内細菌叢破綻がビタミンK産生を低下させ，PTが延長したと考えた．PIVKA-II（protein induced by vitamin K absence or antagonist-II）を測定したところ高値でビタミンK欠乏が証明された．抗菌薬投与は行わずに経過観察した結果，PTは基準値内となった．

　ビタミンKには食事から摂取するK1と腸内細菌叢により合成されるK2があり，抗菌薬使用による腸内細菌叢の破綻が原因でビタミンK不足となる．これにより，本来ならビタミンKの働きで凝固因子となるはずだったタンパクが，凝固活性をもたない異常タンパクPIVKAとして増加する．PIVKA-IIは第II因子（プロトロンビン）と関連する異常タンパクのことで，臨床的に検査可能でありビタミンK不足の判定にも用いられる．ビタミンK不足によりPTだけでなく理論的にはaPTTも延長するはずだが，VII因子の半減期が一番短いためまずはPTから変化し，欠乏の程度や期間によってしだいにaPTTの延長も認めるようになる．

症例の続き

　LAの有無を確認するために行ったdRVTTでLA陽性となり，aPTT延長の原因はLAによるものと考えた．ほかのaPLは陰性だったためAPSと診断し，血栓に対してヘパリン投与を開始した．原発性APSだけでは本症例の血栓症以外の病態（意識障害，高度房室ブロックなど）の説明は困難で，劇症型APSとも臨床症状は異なっていた．これまでの血液検査を再度確認するとANA 640倍と強陽性で，染色パターンはSpeckled pattern（斑紋型）だった．

解説

ANAは細胞核内抗原に対する抗体の存在を評価するための検査方法で，蛍光抗体法（FA法）が用いられることが一般的である．FA法では患者血清を倍数希釈した後，蛍光標識されたそれぞれの検体を直接鏡検し，特異蛍光を発する最高希釈倍数で抗体価を定量的に検出している（全自動蛍光抗体法分析装置で評価可能な試薬も販売されている）．

また，酵素免疫測定法（EIA法）による検査キットでの検査も行われている．この検査キットにはあらかじめ精製された，もしくはリコンビナントの特異抗原が固相化されており，陽性となった場合には固相化されている抗原に対する抗体の存在が疑われる．結果は連続値で報告され，試薬ごとに決められたカットオフ値以上となった場合，陽性と判定される．一部の特異抗体は検出しやすいといわれているが，固相化されていない特異抗原に対する抗体は陰性となってしまうためFA法と比較して感度が低いともいわれており[6]，FA法による検査が勧められている．

ANAが陽性であれば特異抗体の存在が疑われるため，鑑別にあげられた疾患に応じた特異抗体の有無を確認するという流れが一般的である．ただし，健常人や感染症・悪性腫瘍などの疾患を有する患者でもANAは陽性になることがあり（表2），このような背景からANA関連膠原病の診断には1：160をカットオフとすることが推奨されている．それでも健常人が陽性になることはあるため，結果の解釈には臨床経過が重要である．FA法では染色パターンから対応抗原を推定でき，疑われる疾患と類推される特異抗体が示す染色パターンが一致する場合に役立つ．また健常人では多くの場合，染色パターンがSpeckled patternとなるためANA弱陽性であった場合などには解釈の助けになる．商業ベースでは測定できない特異抗体が存在している場合も染色パターンからその存在を類推でき，診断に寄与することもある．抗Ro/SS-A抗体や抗ARS抗体は，抗原が主に細胞質に存在する抗細胞質抗体でCytoplasmic pattern（細胞質型）を呈することがあるが，ANA陰性として報告されるため，これらの疾患を疑った場合はANAと特異抗体を同時に確認することが望ましい．

表2 ● 膠原病以外でANAが陽性となる例[7]

健常人	Speckled patternを示すことが多い	
感染症	細菌感染症：亜急性感染性心内膜炎，梅毒など	
	ウイルス感染症：A型・B型・C型肝炎，パルボウイルスB19感染症など	
悪性腫瘍	リンパ増殖性疾患（リンパ腫を含む），傍腫瘍症候群など	

症例の続き

　ANAが強陽性でかつAPSと診断されていたことから，過去の血液検査で確認していたSLEの特異抗体は陰性であったが，一連の病態を説明できる疾患としSLEを疑った．膠原病内科にコンサルテーションしつつ治療方針を議論した．

第3回に続く…

今回の Learning Point

- aPTT単独で延長し明らかな原因がない場合，鑑別のためクロスミキシング試験を行う
- クロスミキシング試験でインヒビターパターンの場合，LAの存在を考慮する
- aPLは健常人やAPS以外の疾患を有する患者でも認められることがある
- 抗菌薬の長期使用によりビタミンKが不足する
- 染色パターンからANAの特異抗体を類推できる

◆ 引用文献

1）山﨑 哲：交差混合試験．日本血栓止血学会誌，29：582-585，2018
2）家子正裕：クロスミキシング試験を臨床に活かすには．医療と検査機器・試薬，35：867-872，2012
3）阿部靖矢，他：抗リン脂質抗体症候群．日本血栓止血学会誌，29：294-306，2018
4）山﨑 哲，他：APTT検査およびループスアンチコアグラント検査の標準化．日本血栓止血学会誌，27：636-643，2016
5）Cervera R & Asherson RA：Clinical and epidemiological aspects in the antiphospholipid syndrome. Immunobiology, 207：5-11, 2003（PMID：12638896）
6）Meroni PL & Schur PH：ANA screening：an old test with new recommendations. Ann Rheum Dis, 69：1420-1422, 2010（PMID：20511607）
7）Bloch DB：Measurement and clinical significance of antinuclear antibodies. UpToDate, 2019

◆ 参考文献

1）「医療と検査機器・試薬 35巻6号」（小宮山 豊/編），ラボ・サービス，2012
　↑クロスミキシング試験に関する特集のなかで詳しく説明されている．
2）ICAP International Consensus on ANA Patterns
　https://www.anapatterns.org/index.php
　↑ANA染色型に関する国際的コンセンサス．新たな分類基準や染色パターンの写真を検索することができる．

中本洋平
Yohei Nakamoto
所属：福島県立医科大学 総合内科
専門：総合内科

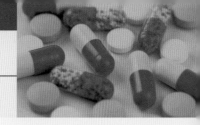

シリーズ

よく使う日常治療薬の正しい使い方

COPD治療薬の正しい使い方

金子　猛（横浜市立大学大学院医学研究科 呼吸器病学主任教授）

◆薬の使い方のポイント・注意点◆

- COPDの薬物治療の基本は，気管支拡張療法である
- 安定期の管理においては，長時間作用性の気管支拡張薬であるLAMA（長時間作用性抗コリン薬）あるいはLABA（長時間作用性β2刺激薬）が用いられる
- 通常，増悪抑制効果に優れたLAMAが優先される．単剤による治療で効果不十分であれば両者の併用を考慮する
- 症状や病態に応じて，喀痰調整薬，メチルキサンチン（テオフィリン製剤），マクロライド系抗菌薬を併用する

---

1. 病態，薬の作用機序

1) COPDの定義と病態生理

日本呼吸器学会の「COPD診断と治療のためのガイドライン第5版」[1]では，COPD（chronic obstructive pulmonary disease：慢性閉塞性肺疾患）を以下のように定義している．

「タバコ煙を主とする有害物質を長期に吸入曝露することなどにより生ずる肺疾患であり，呼吸機能検査で気流閉塞を示す．気流閉塞は末梢気道病変と気腫性病変がさまざまな割合で複合的に関与し起こる．臨床的には徐々に進行する労作時の呼吸困難や慢性の咳・痰を示すが，これらの症状に乏しいこともある」

末梢気道では，炎症性細胞浸潤による気道壁の浮腫と線維化，気道内腔の分泌物貯留により気流閉塞が生じる．一方，気腫性病変は，末梢気道への肺胞接着の減少と肺の弾性収縮力の低下をもたらし，気流閉塞が生じる原因となる．気腫性病変はさらに，肺胞構造の破壊に伴う肺血管床の減少をもたらす．これらの病変が肺のなかでは不均等に存在するため，換気血流比の不均等分布が生じて，低酸素血症をきたす．

COPDにおいて，労作時呼吸困難の原因となる基本病態は，気流閉塞と動的肺過膨張である．呼気時の気道抵抗の増加と肺の弾性収縮力の減少により，安静時でもair trappingが生じて肺の過膨張をきたすが，労作時にはこれが顕著になる．肺の過膨張により残気量が増加し，最大吸気量を減少させるため，労作時呼吸困難を生じ，運動耐容能低下の原因となる．

2) COPDの薬物療法と作用機序

薬物療法の中心は気管支拡張薬であり，気管支平滑筋の弛緩作用によって，気道抵抗の低下と肺の過膨張の改善が得られ，運動耐容能が向上する．

気管支拡張薬としては，抗コリン薬，β2刺激薬，メチルキサンチンの3種類が用いられる．

抗コリン薬は，気管支平滑筋のムスカリンM3受容体に結合すると，副交感神経節後線維末端から放出されるアセチルコリンの作用を阻害して，気管支平滑筋の収縮を抑制する．またM3受容体は，粘膜下腺と杯細胞にも局在しており，抗コリン薬はこれらの受容体への結合阻害により，気道分泌抑制作用を示す．

β2刺激薬は，気管支平滑筋のβ2受容体に結合することで，アデニル酸シクラーゼを活性化し，細胞内環状アデノシン一リン酸（cAMP）を増加させて，プロテインキナーゼAの活性化を介して気管支平滑筋を弛緩させる．また，β2刺激薬には線毛運動の亢進作用がある．

メチルキサンチンは，非選択的ホスホジエステラーゼ（PDE）阻害による気管支平滑筋のcAMP増加作用により，気管支拡張作用をもたらす．

喀痰症状が顕著な場合は，喀痰の喀出を促して症状を緩和する目的で**喀痰調整薬**が用いられる．さらに，**喀痰調整薬**はCOPD増悪の抑制効果を有しており，喀痰症状に加えて病勢コントロールに対する効果も期待される．作用機序によって，① **気道分泌細胞正常化薬**，② **粘液溶解薬**，③ **粘液修復薬**，④ **粘液潤滑薬**に分類される．喀痰の産生・分泌の抑制には①を，分泌物排除の促進には②，③，④を用いる．

長時間作用性気管支拡張薬を適切に使用しても，気道感染をくり返して増悪を頻回にきたす症例，喀痰症状が顕著な症例では，**マクロライド系抗菌薬**の投与が考慮される．マクロライド系抗菌薬はCOPD増悪の抑制やQOLの向上などの効果を有することが報告されている．マクロライド系抗菌薬には，抗菌活性以外に気道炎症や気道分泌の抑制，細菌の病原性抑制や抗ウイルス作用などがある．

喘息病態を合併している場合 (asthma and COPD overlap：ACO) には，気管支拡張薬に抗炎症薬である**吸入ステロイド薬** (ICS) を必ず併用する．

2．薬の種類
1) 気管支拡張薬
❶ 抗コリン薬

抗コリン薬には，作用時間の違いにより，短時間作用性の**SAMA** (short- acting muscarinic antagonist：**短時間作用性抗コリン薬**) と長時間作用性の**LAMA** (long-acting muscarinic antagonist：**長時間作用性抗コリン薬**) がある．SAMAは，現在イプラトロピウム (アトロベント®エロゾル) のみが使用可能である (テルシガン®エロゾルはすでに，販売・製造中止となっている)．LAMAには吸入薬として，1日1回吸入のチオトロピウム (スピリーバ®)，グリコピロニウム (シーブリ®)，ウメクリジニウム (エンクラッセ®) と，1日2回吸入のアクリジニウム (エクリラ®) がある (表)．

❷ β2刺激薬

β2刺激薬には，**SABA** (short-acting beta2-agonist：**短時間作用性β2刺激薬**) と**LABA** (long-acting beta2-agonist：**長時間作用性β2刺激薬**) が存在する．SABAとしては，サルブタモール (サル

タノール®)，プロカテロール (メプチン®)，フェノテロール (ベロテック®) などが使用される．LABAには吸入薬として，1日2回吸入のサルメテロール (セレベント®)，ホルモテロール (オーキシス®)，1日1回吸入のインダカテロール (オンブレス®) があり (表)，貼付薬としてはツロブテロール (ホクナリン®テープ) がある．

❸ LAMA/LABA配合薬

LAMA/LABA配合薬には1日1回吸入のグリコピロニウム/インダカテロール (ウルティブロ®)，ウメクリジニウム/ビランテロール (アノーロ®)，チオトロピウム/オロダテロール (スピオルト®)，グリコピロニウム/ホルモテロール (ビベスピ®) の4剤がある (表)．

❹ メチルキサンチン

経口の**徐放性テオフィリン製剤**が用いられる (テオドール®，ユニフィル®LAなど)．

2) 長時間作用性気管支拡張薬と 吸入ステロイド薬 (ICS) の配合薬
❶ ICS/LABA配合薬

ICS/LABA配合薬のうちCOPDに保険適用があるのは，サルメテロール/フルチカゾン (アドエア®)，ホルモテロール/ブデソニド (シムビコート®)，ビランテロール/フルチカゾン (レルベア®) である．

❷ ICS/LAMA/LABA配合薬 (トリプル製剤)

トリプル製剤には，ブデソニド/グリコピロニウム/ホルモテロール (ビレーズトリ™エアロスフィア®) とフルチカゾンフランカルボン酸/ウメクリジニウム/ビランテロール (テリルジー®) がある．

3) 喀痰調整薬

作用機序によって4つに分類される (図1)[2〜4]．
① 気道分泌細胞正常化薬：フドステイン (クリアナール®，スペリア®)
② 粘液溶解薬：ブロムヘキシン (ビソルボン®)，N-アセチルシステイン (ムコフィリン®) など
③ 粘液修復薬：カルボシステイン (ムコダイン®)

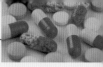

④ 粘液潤滑薬：アンブロキソール（ムコソルバン® L）など

4）マクロライド系抗菌薬

エリスロマイシン（エリスロシン®など）とクラリスロマイシン（CAM：クラリス®, クラリシッド®）が少量（通常, 常用量の半量）長期投与される. 投

表 吸入長時間作用性気管支拡張薬

	一般名	商品名	用法容量
LAMA	チオトロピウム臭化物水和物	スピリーバ®吸入用カプセル18 μg	1回1カプセル 1日1回
		スピリーバ®25 μgレスピマット®60吸入	1回2吸入 1日1回
	グリコピロニウム臭化物	シーブリ®吸入用カプセル50 μg	1回1カプセル 1日1回
	アクリジニウム臭化物	エクリラ®400 μgジェヌエア®吸入用, 60吸入用	1回1吸入 1日2回
	ウメクリジニウム臭化物	エンクラッセ®62.5 μgエリプタ®7吸入, 30吸入用	1回1吸入 1日1回
LABA	インダカテロールマレイン酸塩	オンブレス®吸入用カプセル150 μg	1回1カプセル 1日1回
	ホルモテロールフマル酸塩水和物	オーキシス®9 μgタービュヘイラー®	1回1吸入 1日2回
	サルメテロールキシナホ酸塩	セレベント®50ロタディスク®	1回1吸入 1日2回
		セレベント®50ディスカス®	
LAMA/LABA	グリコピロニウム臭化物/ インダカテロールマレイン酸塩	ウルティブロ®吸入用カプセル	1回1カプセル 1日1回
	ウメクリジニウム臭化物/ ビランテロールトリフェニル酢酸塩	アノーロ®エリプタ®7吸入用, 30吸入用	1回1吸入 1日1回
	チオトロピウム臭化物水和物/ オロダテロール塩酸塩	スピオルト®レスピマット®28吸入	1回2吸入 1日1回
	グリコピロニウム臭化物/ ホルモテロールフマル酸塩水和物	ビベスピ®エアロスフィア®28吸入	1回2吸入 1日2回

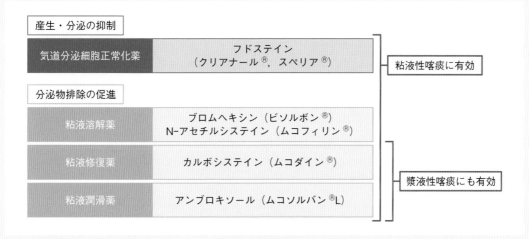

図1 喀痰調整薬
文献2をもとに作成.

与開始に際しては，喀痰検査をくり返し実施して，非結核性抗酸菌症（特に肺MAC症）を否定しておく．もし肺MAC症であった場合には，CAM単剤投与によって耐性化をきたす可能性があるため，否定できないときは，効果は劣るもののCAMとの交差耐性が生じないエリスロマイシンの使用を先行させる．

3. 薬の選び方・使い方 （実際の処方例）

　COPDの薬物治療の基本は，気管支拡張療法である（図2）．COPD患者の15〜20％程度に喘息病態合併があり，その場合は初期治療からICSを併用する[5]．

1）軽症

　労作時の症状の軽減を目的としてSABAあるいはSAMAを頓用する．これらは中等症以上でも，必要

に応じて長時間作用性気管支拡張薬と併用する．重症例では，入浴時などの日常生活における呼吸困難の予防に有用である．通常は，効果発現が早いSABAが用いられる．

・サルタノール® インヘラー（100 µg）　1回2吸入　1日4回まで　頓用

または，

・メプチンエアー®（10 µg）　1回2吸入　1日4回まで　頓用

2）中等症

　長時間作用性気管支拡張薬であるLAMAあるいはLABA単剤を用いる．ガイドラインでは，増悪抑制効果に優れるLAMAの選択をより推奨している．さらにLAMAは喀痰症状の改善効果も有する．ただし排尿障害を有する前立腺肥大症と閉塞隅角緑内障がある場合はLABAを使用する．LABAは，呼吸困難

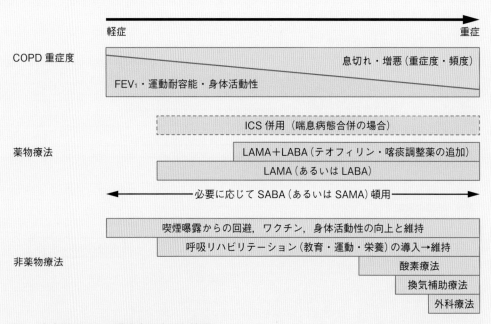

図2　安定期COPDの重症度に応じた管理
・COPDの重症度はFEV1の低下程度（病期）のみならず運動耐容能や身体活動性の障害程度，さらに息切れの強度や増悪の頻度と重症度を加算し総合的に判断する．
・通常，COPDが重症化するにしたがいFEV1・運動耐容能・身体活動性が低下し，息切れの増加，増悪の頻回化を認めるがFEV1と他の因子の程度に乖離がみられる場合は，心疾患などの併存症の存在に注意を要する．
・治療は，薬物療法と非薬物療法を行う．薬物療法では，単剤で不十分な場合は，LAMA，LABA併用（LAMA/LABA配合薬の使用も可）とする．
・喘息病態の合併が考えられる場合はICSを併用するが，LABA/ICS配合薬も可．
文献1より引用．

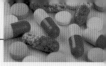

症状の改善に対して優れているが，甲状腺機能亢進症，心血管障害（冠動脈疾患，急性心筋梗塞，不整脈，高血圧など），糖尿病の患者，てんかんなどの痙攣性疾患の患者に対しては慎重投与となっている．

LAMA として，以下のいずれかを用いる．

> ・スピリーバ®レスピマット®（2.5 μg）
> 　1回2吸入　1日1回
> ・シーブリ®吸入用カプセル（50 μg）
> 　1回1カプセル吸入　1日1回
> ・エンクラッセ®エリプタ®（62.5 μg）
> 　1回1吸入　1日1回
> ・エクリラ®ジェヌエア®（400 μg）
> 　1回1吸入　1日2回

LABA として，以下のいずれかを用いる．

> ・オンブレス®吸入用カプセル（150 μg）
> 　1回1カプセル吸入　1日1回
> ・オーキシス®タービュヘイラー®（9 μg）
> 　1回1吸入　1日2回

吸入薬が使いにくい場合は，以下の貼付薬を用いる．

> ・ホクナリン®テープ（2 mg）　1回1枚　1日1回貼布

3）重症以上

LAMA/LABA 配合薬である，以下のいずれかを用いる．

> ・スピオル®トレスピマット®　1回2吸入　1日1回
> ・ウルティブロ®吸入用カプセル　1回1カプセル
> 　1日1回
> ・アノーロ®エリプタ®　1回1吸入　1日1回
> ・ビベスピ®エアロスフィア®　1回2吸入　1日2回

効果が不十分な場合，以下の内服薬を併用する．

呼吸困難症状に対しては①を，喀痰症状には②を用いる．また，増悪が頻回で喀痰症状が強い場合は，③の使用を考慮する．肺MAC症が否定できない場合はエリスロマイシンから投与を試みる．

> ① テオドール®（100 mg）1回1～2錠　1日2回
> 　または，
> 　ユニフィル®LA（200 mg）1回1～2錠
> 　1日1回　夕食後
> ② ムコダイン®（500 mg）1回1錠　1日3回
> 　または，

> 　ムコソルバン®L錠（45 mg）1回1錠
> 　1日1回　夕食後
> ③ エリスロシン®錠（200 mg）1回1錠
> 　1日2～3回
> 　または，
> 　クラリス®（200 mg）1回1錠　1日1回
> 　または，
> 　クラリシッド®（200 mg）1回1錠　1日1回

4）喘息病態合併（ACO）の場合

喘息病態合併（ACO）の場合はICSを追加する．ICS/LAMA/LABA 配合剤（トリプル製剤）である以下のいずれかを用いる（COPDが中等症であれば，ICS/LABAやICS＋LAMAでもよい．一方，喘息が重症であればICSは高用量にする）．

> ・テリルジー®100エリプタ®　1回1吸入　1日1回
> ・ビレーズトリ™エアロスフィア®　1回2吸入
> 　1日2回

文 献

1) 「COPD（慢性閉塞性肺疾患）診断と治療のためのガイドライン 2018［第5版］」（日本呼吸器学会COPDガイドライン第5版作成委員会/編），メディカルレビュー社，2018
2) 新海正晴：喀痰診療の原則．呼吸器ジャーナル，66：382-385，2018
3) 「咳嗽・喀痰の診療ガイドライン 2019」（日本呼吸器学会 咳嗽・喀痰の診療ガイドライン 2019作成委員会/編），メディカルレビュー社，2019
4) 原 悠，金子 猛：鎮咳薬・喀痰調整薬の使い分け．レジデントノート増刊，21：826-830，2019
5) 「喘息とCOPDのオーバーラップ（Asthma and COPD Overlap：ACO）診断と治療の手引き 2018」（日本呼吸器学会喘息とCOPDのオーバーラップ診断と治療の手引き 2018作成委員会/編），メディカルレビュー社，2017

【著者プロフィール】
金子　猛（Takeshi Kaneko）
横浜市立大学大学院医学研究科　呼吸器病学主任教授

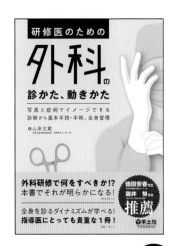
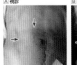
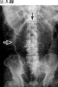
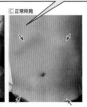
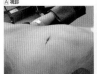

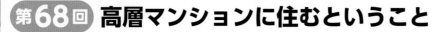

こんなにも面白い医学の世界

からだのトリビア教えます

へぇ そうなんだー

中尾篤典
（岡山大学医学部 救命救急・災害医学）

第68回 高層マンションに住むということ

　高層マンションの最上階に住む夢をもっている人は，視野が広く，さまざまな面で成功を収めることが多いと占いの本に書いてありました．確かに高層マンションの最上階で暮らしている人は，お金持ちで優雅にみえます．

　高層階に住むことがよいのか悪いのかは，世界中で多くの研究がなされています．低層階では騒音や排気ガスが多く，高層階では日常的に階段を使って適度な運動をするため高いフロアに住む人の方が健康であるという説があります．一方で，高層階の人は自然とのふれあいが乏しく不健康である，落下したら致命的である，などという否定的な報告もあります[1, 2]．国や地域によって高層マンションの質や人々の生活は異なりますし，高いところに住むことの是非を決めるのは難しいでしょう．しかし，心肺停止になった場合には，残念ながら高層階の方が低層階よりも救命率が低いことが証明されています．

　カナダのトロントで18歳以上の院外心停止について検討しています．5,998人が2階以下，1,844人が3階以上で起きた心肺停止でしたが，低層階の生存率が4.2％であったのに対し，高層階では救急隊が患者さんに接触するまでに1.5分多くの時間を要し，生存率は2.6％と有意に予後が悪かったそうです．さらに，25階以上に住む人のなかには，生存者はいなかったことが報告されています[3]．日本でも大阪市で同様の検討がされています．3階以上に住んでいた1,885人と，2階以下に住んでいた1,094人の心原性院外心停止の患者さんについて神経学的予後を調べたところ，3階以上に住んでいた人の予後の方が有意に悪いことがわかりました[4]．日本は世界でも稀なAED先進国であり，この研究でのAEDの使用は，高層階で11.4％，低層階で7.3％とむしろ高層階の方がよい結果でした．それにもかかわらず高層階の方が予後が悪い理由については，救急隊の現場到着がエレベーターを待つ時間などのために約2分遅れることがあげられるでしょう．同時に，高層階の方が搬出してからの胸骨圧迫の質が悪いことも深く関係していると推測されます．日本はエレベーターが狭く，搬送用のストレッチャーが乗らない場合があり，救命士さんは胸骨圧迫に苦労するようです．

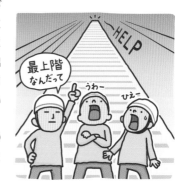

　ちなみに私の息子は関東の大学に通っていますが，いつも首都圏の高層マンションをみあげては「いつかはこの最上階に住みたい」と思っているそうです．

文　献

1) Verhaeghe PP, et al：Is Living in a High-Rise Building Bad for Your Self-Rated Health? J Urban Health, 93：884-898, 2016（PMID：27528569）
2) Kearns A, et al：'Living the high life'? Residential, social and psychosocial outcomes for high-rise occupants in a deprived context. Hous Stud, 27：97-126, 2012
3) Drennan IR, et al：Out-of-hospital cardiac arrest in high-rise buildings: delays to patient care and effect on survival. CMAJ, 188：413-419, 2016（PMID：26783332）
4) Kobayashi D, et al：High-rise buildings and neurologically favorable outcome after out-of-hospital cardiac arrest. Int J Cardiol, 224：178-182, 2016（PMID：27657470）

Hifumi Toru
一二三 亨
聖路加国際病院 救急部・救命救急センター

第4回
研究費と，そのとり方

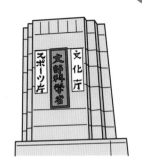

はじめに

　研修医の皆さんももしかしたら，大学病院などで勤務していると"**カケン**"とか"**カケンヒ**"という言葉をなんとなく，聞いたことがあるかもしれません．今回は，この**カケンヒ**を含めた研究費についてお話したいと思います．レジデントノートで研究費や科研費をとり上げるのは珍しいことと思いますが研修医の先生向けに説明してみたいと思います．

カケンヒ（科研費）とは？

　科学研究費助成事業（学術研究助成基金助成金／科学研究費補助金：科研費）は，前身となる「科学奨励金」が**大正7年（1918年）**に創設されてから，平成30年度に**100周年**を迎えました．たいへん歴史のある研究費ですね．図をみていただくとわかるように，現在**総額約2,400億円**が年間の予算として計上されています．これはわれわれが**日々払っている税金が基となっているので，われわれ自身が研究のためにお金を使用できるたいへん貴重なチャンス**，といえるかもしれません．

　研究活動のはじまりは，研究者の自由な発想に基づいて行われる「学術研究」にあります．科研費はすべての研究活動の基盤となるこの「学術研究」を幅広く支えることにより，科学が発展するための種をまき芽を育てているという意味で，大きな役割を有しています．科研費はまず，研究案を応募することからはじまります．ただ，誰もが応募できる，というわけではありません．科研費には，**大学の研究者や，文部科学大臣の指定を受けた民間企業などの研究機関に所属する研究者**であれば応募することができます．**機関番号一覧**を確認しますと，国立病院機構，東京都立病院，神戸市民病院機構神戸市立医療センター中央市民病院などからも申請が可能ですね．ですので大学病院に勤務されている先生以外でも十分にチャンスがあります（https://www-kaken.jsps.go.jp/kaken1/kikanList.do）．

　科研費の申請には当然ですが締め切りがあって，だいたい毎年10月末です．なので大学病院の先生などは，10月になると少しバタバタしていると思います．

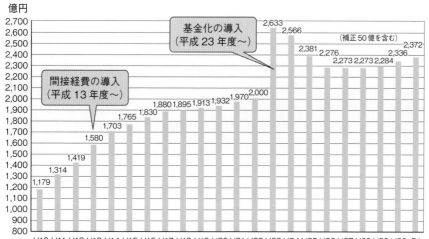

図● 科研費の予算額の推移
文献1より引用.

※当初予算額を計上.

科研費の申請は宿題なのか？ チャンスなのか？

　これはぜひともアカデミア人生のなかで一度は考えてほしいことです．研修医の先生方は今すぐ科研費の申請を行うことはないでしょう…．ただ初期研修の後に大学の医局に所属してしばらくすると，教授から"科研費の申請を出すように！"と言われるかもしれません．私も非常に苦痛に感じている若手の先生を多数みてきました…．大学病院では「各講座の助教以上は科研費の申請を必ず行うようにしてほしい」などと大学側から求められることがあるので教授も強く言うわけですね．でもよく考えると，応募すれば研究費をもらえる（可能性がある），ということはチャンスなんです…．どう考えても…．なので苦痛に感じる必要はありません．機会があれば積極的にチャレンジしましょう．

研究費のいろいろ

　科研費以外にもいわゆる研究費と呼ばれるものはたくさんあります．民間企業からの研究費や学会関連の研究費など，さまざまです．公的研究費には科研費に匹敵するAMED研究費というのがあります．

AMED（エイメドと呼びます）

　有名な先生の講演会で最初にその先生を紹介する際に"XX先生はエイメドを多数持っています…"みたいなフレーズを聞いたことがあるかもしれません．それがこのエイメドです．
国立研究開発法人日本医療研究開発機構（Japan Agency for Medical Research

and Development：AMED）が設立された背景を簡単にお話しします．そもそも医療分野ではこれまで研究開発を文部科学省，厚生労働省，経済産業省が縦割りでバラバラに支援していて，基礎研究から実用化までの一貫体勢が存在せず，臨床研究や治験のための研究体制にも不備がありました．例えば，同じ肺炎球菌に関する研究について，ある研究費ではワクチン，ある研究費では治療について研究が行われてきた，ということがあり，**非常に非効率的だった**わけです．

　また，医薬品開発はさかんでしたが日本の医薬品・医療機器の貿易赤字額は拡大傾向にありました．つまり，簡単に言うと**日本は自動車を海外に輸出して，医薬品を海外から輸入していた**，というわけです．日本の技術力や医学水準からすると誰もが，医薬品も日本で開発してどんどん世界に輸出できるようになれるのでは？と思いますよね．

　そこで，医療分野の研究開発を総合的に推進する司令塔機能としてAMEDが設立されることとなりました．2015年4月1日に発足し，初代の理事長は慶應義塾大学の末松 誠先生が就任され，現在までAMEDを大きく主導されています．現在，その研究費は**1,267億円**（平成31年度決定）です．

究極に言うと研究費とは何か？

　研究費ですが…よくよく考えると，**お金**のことですね．では，お金とは何でしょうか？少し禅問答のようになってきました….私はお金に縁がないのでよくわかりませんが，縁のあるホリエモンさんがうまく例えていますのでご紹介します[2]．

"お金はただの道具だ．それ以上でも以下でもない．ただし，道具としては万能過ぎるのかもしれない．だから誤解が蔓延っているのだろう．

お金の本当の本質は「信用」だ．お金は，信用を数値化したものにすぎない．

物を手に入れる，人に貸す，ビジネスを進めるなど，必要な求めに応じてくれる信用を，国家が数値で保証している．流通しやすいよう一応，紙幣や硬貨としては存在するが，ただの紙であり，ニッケルや亜鉛に過ぎない．オンライン上の数値だけで，その役割は問題なく果たせる．

信用がお金の本質．

結論はそれに尽きるが，財布や金庫にある紙幣や硬貨が，本質を見誤らせている．紙幣がどれだけ束になっていても，その物体に紙束という以外の価値はない．けれどほとんどの人は，財布に紙幣がたくさんある状態を，強く望んでいる．

紙幣をありがたがるのは，新興宗教の教祖の発行したお札を，ありがたがっている信者と全く同じ．大事なのは教祖の説く教えのはずなのに，お札があれば幸せになれると勘違いしてい

るバカと何も変わらないのだ.

　一方で, 信者にとって信用が, お札にあるというなら, 文句は言えない. お札に平気で何百万円も払ったりするのも, 御利益という信用が, その代価なのだ"

　研究費とはお金のことでしたよね. お金の本質はホリエモンさんの言葉を借りると信用です…ということは**研究費も究極に考えると信用そのもの**, と言えますね.
　そう考えると…大学なんかでたまに聞く, 「YY先生は研究費をたくさんもらっていて, すごい！！」みたいな言葉も「**YY先生は, 研究費をたくさんもらえるくらい信用のおける先生で, 社会的に価値のある先生と認められているからすごい**」と噛み砕けるので少しは納得できるのではないでしょうか？
　なので, 研修医の先生も研究費を将来とっていく, というのは単純にお金が目的ではなく, その研究費に値する自身の信用を高めていく, ということにつながるんですね.

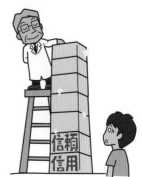

少しだけ, 研究費のとり方を説明します

　研究費をいかにとるか, これまでのくだりを理解すると簡単ですね. 研究費＝信用なので, 信用を高めていくように努力すれば, 自ずと結果はついてきます. よく講演会などでこのようなお話をすると, 「先生, そうではなくて研究費が採用される計画書の書き方や採用率が高い研究費を具体的に教えてほしい」と言われます.
　ただ, 私としては小手先のテクニックで運よく研究費がとれる方法を学ぶよりも, しっかりと実力をつけたほうが結果的にはより大きな研究費を取得できると思っています.
　まず, 絶対にやってほしいこと, それは**quick response**です. この時代においてレスが遅い, というのは致命的です. よくレスが遅くなるような理由をつける先生もおりますが, この時代で簡単な返事をするのに時間を要するということはありません. ただ, レスを**いつも早くするためにはいかなるときにもメールなどの連絡を気にかけて, 仮に作業が伴う内容であった場合にも, その作業を迅速に, かつある程度のクオリティを伴ってやり遂げる必要があります**. そういう意味では, 前提としてある程度の実力を備えていることも大切ですし, さまざまな仕事をどんどんさばいていく筋力も必要だと思います.
　研究計画書の書き方については, 大学などの研究施設であればそれをチェックしてくれる専門員がいますし, 「研究費＝信用」ということをイメージすると, 審査員の先生がわかりやすい図や表現を用いること, 実現可能性がいかに高いかをきちんと論理立てて説明すること, またこの研究にいかに自分が相応しいかを理路整然と簡潔にわかりやすく書くこと, が必要となりますね.

今回のまとめ

● 研究費＝信用です

● そのためには普段からの不断の努力が必要です

● まずはquick responseが重要ですね

文　献

1）日本学術振興会：科研費の予算額の推移．2019
　　https://www.jsps.go.jp/j-grantsinaid/27_kdata/data/1-1/1-1_r1.pdf
2）現代ビジネス：堀江貴文さんが語る「みんな『お金』のことを勘違いしていないか？」．2018
　　https://gendai.ismedia.jp/articles/-/58222

一二三　亨
聖路加国際病院 救急部・救命救急センター
普段の臨床で多くの疑問があると思います．
それを解決できる手段がアカデミアです．

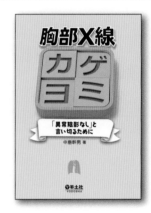
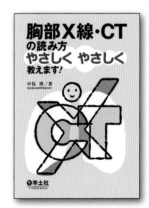

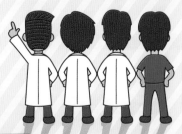

救急診療・研修生活のお悩み相談室

Dr.志賀と3人の若手医師：カルテットがサポートします！

監修 志賀 隆　執筆者 竹内慎哉，千葉拓世，東 秀律

第6回 研修医にはなったけど，勉強の方法がわかりません！

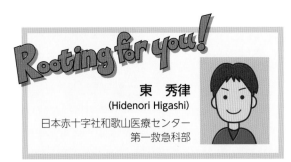

東 秀律
(Hidenori Higashi)
日本赤十字社和歌山医療センター
第一救急科部

　忙しい研修生活がはじまった．1つでも多くのことを学ぶぞ！そう意気込んではや1カ月，ようやく病棟の業務にも慣れてきて，迷惑をかけない程度には動けるようになった．でもちょっと待って，今の僕の医学知識は国試の参考書止まり．臨床で役立つ知識を身につけたいと思って買った○リソンは埃をかぶってるじゃないか．家に帰ってご飯を食べたら眠くって本なんか読んでいられないし，カンファレンスの準備もしないといけない．5月から救急外来勤務もはじまってしまうのに，このままで僕は大丈夫なの！？

研修生活を送るうえで

　この研修医はなにを隠そう，過去の私自身の姿です．医師として成長していくためには医学知識の習得は欠かせません．『これが正しい』という解決策があるわけではないですが，自身の経験も振り返ってお勧めの勉強方法を紹介します．

疑問や質問を書き留めよう

　診療するうえで必ず疑問は出てきます．肺炎で入院5日目の担当患者さんの発熱を例にすると，「入院患者の発熱の鑑別疾患は何か」，「肺炎で治療開始後72時間で解熱しない場合には何を考えるか」，「肺炎治療が奏効しているかどうかは何を指標にするか」というような疑問が出てくるでしょう．自分で主体的に診療して（間違っていても構いませんから）評価することがとても大事で，成長のはやい研修医は上級医への質問内容も的確だと感じます．重要な診療方針にかかわる部分は上級医に判断を委ねることになると思いますが，ここででた疑問点をノートに書き留めておきましょう．

どうやって知識を増やすか？
場面に応じて方法を使い分けよう

　短い時間でアクセスが可能な資料，アプリとしては5 Minute Consult，MDCalcなどが使いやすいと思います．忙しい病棟業務の合間であれば，最も早いのは上級医に質問することです．ただし上級医の回答がいつも正しいとは限らないと思ってください．「へえー！そうなんですか！（ほんとかな，自分で調べてみよう）」というスタンスが理想です．教科書と臨床でプラクティスが異なることももちろんありますから，調べたうえで再度聞いてみると上級医の意図するところがわかる場合もあります．エビデンスがすべてではありません．

また業務終了後に30分で構いませんので，疑問に対する回答を自分で調べてみましょう．研修医向けの入門書やマニュアルでもよいですし，より確かな情報が欲しければ診療ガイドライン，UpToDate，その分野の教科書などの資料にあたるのもよいでしょう．湧いた疑問はモチベーションの高いその日のうちに解決するのが理想的ですが，夜勤明けや飲み会なども不定期に入ると思いますし，夜遅くまで時間をかけて疲れを翌日にもち越しては本末転倒ですよね．時間がとれないときは週末などを利用するのがよいでしょう．継続は大事ですが，無理なく続けられる程度ではじめるのをオススメします．

学んだ内容はノートにまとめますが，お勧めはEvernoteなどの編集，検索機能のある媒体を使ってまとめることです．手書きのノートをつくったこともありましたが，内容が継ぎ足され増えて行くにつれて整理できなくなり，ノートを紛失したときは目の前が真っ暗で1週間ほど立ち直れなかった経験があります．

■ アウトプットの機会をつくろう

知識はインプットも大事ですが，アウトプットを経験することで理解度が試されます．人に説明しようと思うと，何となくですませていた部分が浮き彫りになりさらに疑問点が湧いてくることもあります．ノートへのまとめの内容を，ほかの研修医あるいは後輩に伝える機会を設けることで，自分の勉強としてみるのはいかがでしょうか．

■ まとめ

最後に，印象に残った指導医の言葉を記します．

『勉強すればするほど患者さんのためになる．こんなに楽しい仕事はないよ』

⇒言い過ぎやろーと思う一方で確かにそう実感できる場面に遭遇します．

『すべては目の前の患者さんのために』

⇒真面目に言うと小っ恥ずかしい言葉ですが，これこそ臨床医の原点でありゴールではないでしょうか．

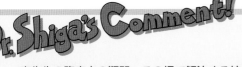

Dr. Shiga's Comment!

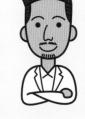

東先生の臨床上の疑問→その場で解決する技→検索可能なノートをつくる！という方法，まさに今の時代に即した勉強法ですよね．私もEvernoteが大好きで活用しています．

ところで，志賀からは「デキレジ！になりたい」と思う皆さんに**もう1つの秘訣**をお伝えします．すでに東先生の「疑問から勉強してまとめる」というところで一部紹介されているのですが「振り返る：省察する」ことです．例えば，「なぜあのとき腹痛患者さんの敗血症に気づくことができなかったのか？」という疑問がでたとします．そのなかで，「大腸癌の既往」「高齢の方」という疫学情報に加えて「頻脈」「心窩部の持続性の痛み」がやはり大事だった．白血球とCRPが正常であっても，「乳酸値を計測」したり，「翌日の予約」を入れたり，「帰宅指示書を使った説明」をしたりすることが必要だった．次に腹痛患者さんを診療する際は必ずこれらを実践するぞ！といった感じで振り返り，次回に向けた改善策を作成することがデキレジ！への一歩です．

さらに，力が増すのは**「単に知識をシェアする」を超えて同僚と一緒に振り返りをすること**です．ぜひ，ご自身の病院の勉強会の際にも思考過程や振り返りを意識してデキレジ！になれるように頑張ってください．

参考文献

1）藤沼康樹：省察的実践家（Reflective Practitioner）とは何か—総論．日本プライマリ・ケア連合学会誌，33：215-217，2010
　　↑家庭医の大家である藤沼先生の理解しやすい本質的な日本語文献です．

お悩み募集　読者の皆さんも，救急診療・研修生活のお悩みをカルテットに相談してみませんか？
投稿はこちらまで：rnote@yodosha.co.jp（ご意見・ご感想でもOKです）

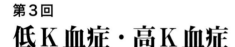

輸液療法シリーズ　シリーズ監修：日本医科大学 名誉教授／医療法人社団やよい会 理事長　飯野靖彦

輸液の基本と電解質異常の診かた

輸液の体内分布や酸塩基平衡異常の判断などの基本知識とNa・Kの電解質異常の診かたについて，3回にわたり解説します

聖マリアンナ医科大学 腎臓・高血圧内科 講師　今井直彦氏
日本医科大学 名誉教授／医療法人社団やよい会 理事長　飯野靖彦氏

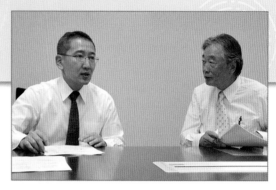

今井氏　　　　　　　飯野氏

第3回
低K血症・高K血症

飯野：「輸液の基本と電解質異常の診かた」の第3回は，研修医のための低K血症・高K血症の診かたについて，聖マリアンナ医科大学 腎臓・高血圧内科の今井直彦先生に解説していただきます．

1 Kの体内分布と働き

飯野：Kは陽イオンとして体内で最も多い電解質ですが，Kの体内分布はどのようになっていますか．

今井：Kは約98％が細胞内に存在し，細胞外液には約2％しか存在しません．その濃度は細胞内は150 mEq/L，細胞外液は4 mEq/Lとなっています．

飯野：Kは，細胞内に多く保持されていますが，どのように維持されているのでしょうか．

今井：Na/Kポンプが細胞内にKを取り込んで，Naを細胞外に出すことで維持しています．

飯野：Kは体内でどのような働きをしているのでしょうか．

今井：Kは神経の興奮・伝達や筋肉の収縮などで重要な働きをしています．

飯野：そうですね．Kは細胞内に多く，細胞外に少ないため，この細胞内外の差によって細胞膜電位を形成します．KはNaよりも細胞膜の透過性が高いので，細胞外へ出ていきます．細胞外液のK濃度が増加すると静止膜電位が減少し，電気的刺激が起こりやすくなり身体に影響します．K値が異常になるとどんな症状が出てくるのでしょうか．

今井：K値が異常になると，主に心臓と筋肉に症状が出ます．高K血症では，心電図異常として，T波増高，P波消失，QRS延長，心室細動，そして徐脈もあります．それに対して低K血症の心電図異常は，U波の出現，ST低下，QT延長などが認められるのが特徴です．筋肉の症状に関しては，両方とも筋力低下があげられます（表）．

飯野：日常生活でKはどのくらい摂っても大丈夫なので

しょうか．

今井：「日本人の食事摂取基準」（2020年度版）によりますと，男性の目標量は1日に75 mEq以上です．実際にわれわれが摂っているのは約60 mEqです．実は，古代人はKを多く含んでいるドングリなどの木の実をたくさん食べていたので，かなり多くのKを摂っていて，1日400 mEqくらい摂っていたことがわかっています[1]．

飯野：400 mEqというと何mgになりますか．

今井：Kは原子量が39.1なので大体40と考えて，約16,000 mgですね．

飯野：透析患者さんはKが40 mEq（1,600 mg）の制限食なので，その10倍ですね．それくらいKを摂るとどうなりますか．

今井：健常人であれば，400 mEqを1日に摂っても，尿中の排泄が400 mEqになるだけで，高K血症にはなりません[2]．

飯野：Kのコントロールができているわけですね．その尿

表　低K血症・高K血症の臨床症状

	低K血症	高K血症
心臓	U波出現，ST低下，QT延長，心室性期外収縮	T波増高，P波消失，QRS延長，心室細動，徐脈
筋肉（骨格筋・平滑筋）	筋力低下 イレウス 横紋筋融解症	筋力低下*
腎臓	多尿，低K腎症	

＊ギランバレー症候群様（遠位から上行性）

高K血症の症状（心筋＞骨格筋・平滑筋）
低K血症の症状（心筋＜骨格筋・平滑筋）

提供：今井直彦先生

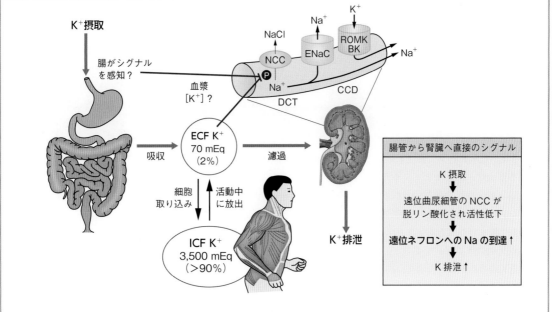

図1　アルドステロン非依存性のK排泄[3]
NCC：サイアザイド感受性Na-Cl共輸送体，ENaC：上皮性Naチャネル，ROMK：ROMKチャネル，BK：BKチャネル，DCT：遠位曲尿細管，CCD：皮質集合管，ECF：細胞外液，ICF：細胞内液

中のKの排泄量は，どのようにコントロールされているのでしょうか.

2　腎臓におけるKの排泄

今井：尿中のK排泄は，糸球体で濾過されたKが一度はすべて再吸収されて，もう一度，アルドステロンの作用で集合管から分泌され，尿中に排泄されます.

飯野：では，アルドステロン非依存性というのはあるのでしょうか.

今井：最近わかってきた知見ですが，Kを摂ると，腸でKを感知してレニン・アンジオテンシン・アルドステロン系を介さずに，直接，尿中へのK排泄が増えるということがわかってきました.

飯野：Kのセンシングレセプターが腸にあるわけですか.

今井：腸がKを感知し，何らかのシグナルを介して遠位曲尿細管のNCC（サイアザイド感受性Na-Cl共輸送体）が脱リン酸化され，その活性が低下します. すると，さらに遠位の集合管にNaが流れるようになり，そこでNaが再吸収され，Kが排泄されるというサイクルが起こります（図1）.

3　K恒常性の維持

飯野：透析患者さんにはK制限するわけですが，無尿の透析患者さんで，Kについて注意すべき点はどういうところがあるでしょうか.

今井：無尿になると，消化管からのK排泄が高まるため，その排泄量は透析患者さんでは健常者の3倍近くになります[4]. 逆にいうと，それだけ便中に排泄していますので，便秘になると透析患者さんは高K血症になりやすくなります. 便通コントロールは軽視されがちですが，透析患者さんにとっては非常に重要ではないかと思います.

飯野：Kの移動は酸塩基平衡にも関係しているかと思いますが，そのあたりはどうでしょうか.

今井：アルカレミアでは，水素イオンが細胞内から細胞外に出てきて，代わりにKが取り込まれることによって低K血症になります. 一方，アシデミアでは，逆のことが起きていると考えればよいと思います.

飯野：それから，カフェイン摂取とKの関係もいわれていますね.

今井：実は，一部の清涼飲料水や栄養ドリンクにはカフェインが大量に含まれており，カフェイン摂取も低K血症を惹起することが知られています. カフェインを摂取すると，アデノシン受容体を競合阻害することによって，結

果的にカテコラミンが放出されます．それがNa/Kポンプに作用することで低K血症になります．当直明けにカフェイン飲料を多量に摂取すると，重篤な低K血症になる可能性があります．

4 低K血症の治療ポイント

飯野：では，低K血症になったときの治療のポイントを教えてください．

今井：まず，電解質異常に共通することですが，臨床症状で治療の緊急性が決まります．不整脈，呼吸筋麻痺，肝性脳症等は低K血症の致死的な病態です．一番大事な治療ポイントは，まず進行性のK喪失を止めることです．そして，原疾患をきちんと治療するのと同時に，Kを補充することが，次のポイントです．

飯野：低K血症を治療した場合，高K血症になりやすいということもあるのでしょうか．

今井：はい．低K血症の治療により，約20％で医原性の高K血症が起きるという報告があります[5]．それは，同じ量のKを補充した場合でも，体内のKがどのくらい不足しているかによって血清K濃度の上昇のしかたが大きく異なるからです．同じ量を投与しても，Kがいったん充足されると，その後は急激に血清K濃度が上がってしまいます．これが医原性高K血症の一因になっているのではないかと思います（図2）．

飯野：アシドーシスの場合はどうでしょうか．

今井：アシドーシスを合併している場合には，Kを先に補充することが大切です．pHが0.1上がると血清K濃度は0.5 mEq/L下がるので，アシドーシスを先に補正するとKがさらに低下してしまいます．

飯野：では，補正する場合，どういうK製剤が使われるのでしょうか．

今井：軽度から中等度の低K血症の場合は，経口K製剤を使用しますが，一般的には，有機酸K製剤（グルコン酸カリウム等）より無機K製剤，いわゆる塩化カリウム（KCl）を使用します．KClは，細胞内に取り込まれにくく，かつ，代謝性アルカローシスの補正を行うことができますので，低K血症治療のファーストチョイスになります．輸液でKを補充する場合は慎重に行う必要があります．Kの投与は，末梢血管から行い，輸液濃度（40 mEq/L以下），投与速度（20 mEq/時以下）を十分に守って補充してください．

飯野：低K血症の治療では他にどのような点に注意すべきでしょうか．

今井：ブドウ糖を投与しないことも大事です．ブドウ糖を投与すると，インスリンが分泌されて糖と一緒に細胞内にKが取り込まれるため低K血症が増悪します（図3）．あと，低Mg血症があるときには，必ずMgを補充することが大事です．

飯野：Mgは低K血症とどういう関係があるのですか．

今井：Mgは集合管でKが細胞内から細胞外に出るチャネル（ROMK）をブロックする役割があります．ゲートキーパーのような役割をするので，Mgがないと細胞内から細胞外へKが漏れていってしまいます（図4）．

飯野：MgがKの漏れをブロックするのですね．他に注意すべき低K血症の治療ポイントはどういうところにありますか．

[mEq/L]

K が充足されると
急速に高K血症となる

血清K濃度

K 不足[mEq]　K 過剰[mEq]

図2　血清K値とK過不足量の目安[6]

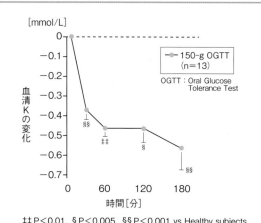

‡‡ $P<0.01$, § $P<0.005$, §§ $P<0.001$ vs Healthy subjects
Student's t test

図3　透析患者にブドウ糖を投与した場合の血清Kの
　　　経時変化[7]

今井：一般的に，低K血症の症状があるときには，Kを注意しながら大量に補充することが多いですが，その原因によって対応を変える必要があります．例えば一過性に細胞内にKが取り込まれているような疾患の場合，原疾患が治療されると，細胞内にあったKが細胞外に戻ってきますので，非常に危険なことになります．その代表的な疾患は，「低K性周期性四肢麻痺」です．

飯野：低K血症が一過性かどうかを疑う必要がありますね．

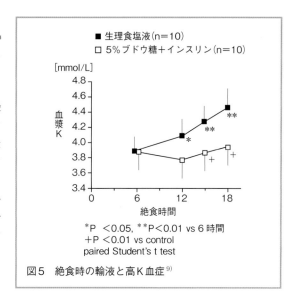

図4　細胞内のMgがROMKチャネルに結合しKの流出を防いでいる[8]

5　高K血症の治療ポイント

飯野：では，次に高K血症の場合の治療のポイントを教えてください．

今井：高K血症の治療では，心電図変化があるときにはまずグルコン酸カルシウムを投与します．急性の場合と慢性の場合があり，必要に応じてグルコース・インスリン療法などにより一過性に細胞内へKを移行させますが，最終的には体外への排泄が必要であり，利尿薬，陽イオン交換樹脂，透析のいずれかによる治療が必要になります．

飯野：高K血症を予防するにはどうすればよいでしょうか

今井：高K血症の予防としては，腎機能の悪い患者さんではKを多く含む食事やKの排泄を障害する薬剤に注意することが大事です．

飯野：Fasting Hyperkalemia（空腹時高K血症）という病態も知られていますね．

今井：はい．Kを多く含む食事は高K血症の原因になりますが，その一方で食事によるブドウ糖の摂取はインスリン分泌を介して細胞内にKを移行させ，高K血症の予防に重要となります．周術期管理として，高K血症にならないようにと前日から絶食にしたために，手術当日に高K血症になってしまったということが起こり得ます（図5）．

飯野：高K血症の際の輸液は，Kが入っていてもよいという意見があるそうですが，いかがでしょうか．

今井：これは，議論の余地があるところだと思います．Kを入れないようにと選択されることが多い生理食塩液を大量に投与すると希釈性のアシドーシスから逆に高K血症を惹起することが報告されています．大量投与しても代謝性アシドーシスを起こさない乳酸リンゲル液はKを含みますが，結果的には高K血症を増悪させない可能性があります．

飯野：今井先生には3回にわたり，輸液の基本，低Na血症，低K血症・高K血症についてお話しいただきました．

図5　絶食時の輸液と高K血症[9]

どうもありがとうございました．

—了—

文　献
1) Sebastian A, et al.：Semin Nephrol. 2006；**26**（6）：447-453
2) Rabelink TJ, et al.：Kidney Int. 1990；**38**（5）：942-947
3) McDonough AA & Youn JH：Kidney Int. 2013；**83**（5）：779-782
4) Mathialahan T：J Pathol. 2005；**206**（1）：46-51
5) Crop MJ, et al.：Nephrol Dial Transplant. 2007；**22**（12）：3471-3477
6) Brown RS：Kidney Int. 1986；**30**（1）：116-127
7) Muto S：Am J Kidney Dis. 2005；46（4）：697
8) Subramanya AR & Ellison DH：Clin J Am Soc Nephrol. 2014；**9**（12）：2147-2163
9) Allon M：J Am Soc Nephrol. 1995；**6**（4）：1134-1142

※掲載している製品を使用する際は，各製品の添付文書をご確認ください．

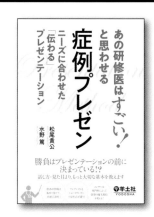
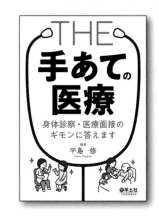

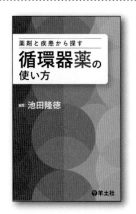

Step Beyond Resident

第198回

研修医は読まないで下さい!?

研修医はこの稿を読んではいけません.
ここは研修医を脱皮？した医師が,研修医を指導するときの参考のために読むコーナーです.研修医が読んじゃうと上級医が困るでしょ！

君は外側半規管のBPPVを治せるか？〜BBQ法とGufoni法〜

福井大学医学部附属病院総合診療部　林　寛之

後半規管だけがBPPVじゃない

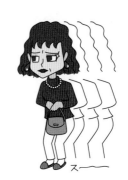

　1分以内でおさまる回転性めまいといえば，耳石によるBPPV（benign paroxysmal positional vertigo：良性発作性頭位めまい症）と診断は比較的簡単だ．じっとしているときには全然症状がなく，ケロッとしているのが患者さんの特徴．じっとしていてもなんとなくつらそうにしている場合は，BPPVじゃない．「Epley法をしたんですが，治らなくて…」とコンサルトを受けることがあるが，それはきちんと診断していないだけ．BPPVは後半規管のみならず，外側半規管や前半規管に耳石があったりもするんだから，今回のSBRをしっかり読んで，診断治療できるようになろう！こういうところで初期研修医との歴然とした実力差を見せつけるのが，ポストレジデントのにくい所！イヨー，このぉ〜！ピーピー！

患者A　52歳　女性　　　　　　　　　　　　　　　　　　　外側半規管BPPV

　今朝寝返りを打ったときから，体動時に回転性めまいがさく裂した．「まさに地球が自転しているのを感じました！」と大仰な表現をするような楽しく気さくな人だった．つまりじっとしているときは全く症状がないので，冗談の1つも言えるのだ．歩き方は，まるで幽霊が歩くように頭を固定したまま，スーッと地面をなめるような動きだった．ここで本当に足がなければ結構笑えるのだが…．頭さえ固定すればめまいがでないので，来院前にきちんと化粧をする余裕まであったというから，さすが美魔女は違うと研修医Mは思った．

　研修医Mが診察したところ，Dix-Hallpikeテスト（懸垂頭位変換試験）はイマイチで，Epley法もやってみたが，治らなかった．困った研修医Mは頭部CTでも撮ってお茶を濁して，異常がなければ，帰宅してもらおうと考えてコンサルトした．

研修医M

「え？ Supine roll テストしたかですって？ いや，そんなの試してません．なんか聞いたことはありますが，やったことはないので…テヘペロ」

外側半規管BPPVを正しく診断する

　　研修医Mはかわい子ぶってもダメ．聞いたことしかないというだけで，患者さんから逃げてはいけない．Epley法も勉強して熱心なのはいいが，ここで外側半規管のBPPVも治せるようになれば，君は研修医のスターになれる．頭部CTなんてめまいでの感度がたったの16％しかないから，適当にお茶を濁す検査として使ってはいけない．

1）潜時，持続，眼振が決め手… BPPV

　　耳石器のうち卵形嚢からこぼれた石が半規管に落ち込んで浮遊結石になると，BPPVが発症する．この耳石は3〜30 µmととんでもなく細かい砂のようなもので，かつ石の大きさもさまざまだからタチが悪い．スノードームを想像してもらえばわかりやすいかも．サンタさんがガラス玉のなかにいて，クイッとドームを回すと，砂がふわっと大きく渦のように舞い上がり，ゆっくりと沈殿していく感じ．おぉ，これこそ耳石が，体動時に半規管内をズリズリ（潜時），ぐわっと（回転性めまい）動いて，沈殿していく（約30秒で落ち着く）ことによるBPPVの症状の出方と一致しているんだ（表）．身近なところでは100円ショップで，「ジュエルボール」なるものを購入して，ぐにゅっとしてもらえばいい（図1）．ぐわっと大小のラメや粒がキラキラ舞い上がり，そして沈殿していく（実測で20〜30秒だった）ので，症状の出方を実体験しているような感覚になる．

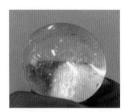

図1　BPPVの症状の出方がわかるジュエルボール

表　BPPVの特徴（半規管結石）

頭位	一定の頭位変換で回転性めまい出現 Dix–Hallpikeテスト→後半規管BPPV，前半規管BPPV Supine rollテスト→外側半規管BPPV
潜時	2〜5秒
持続	30〜60秒以内に完全に治る
疲労	くり返すと症状が軽減する
眼振	頭位変換方向（耳石の流れる方向）が変われば，眼振の方向も変わる
除外	聴力は正常．神経所見なし

クプラ結石では潜時がほぼなく，持続が1〜2分を超えて長い．

BPPVで最も多いのが後半規管のBPPVで，全体の60〜90％を占める（J Clin Neurol，11：262-267，2015）．Dix-HallpikeテストやEpley法については「ステップビヨンドレジデント⑥」を参照してくださいネ，キャッ！

2）外側半規管BPPVはSupine rollテストで診断する

外側半規管BPPVは全体の10〜43％を占め，寝返りを打ったときに症状が出るのが特徴的（Otolaryngol Head Neck Surg，133：278-284，2005）．外側半規管は水平ではなくやや前上に30°傾いているので，枕をして頭を少し上げてやると地面に垂直になって，耳石を動かしやすくなるんだ．そこで診断のときに使われるのがSupine rollテスト（図2）．外側半規管BPPVの潜時は後半規管BPPVと比べて，やや長め（5秒）の印象があるから，クイッと頭を回してすぐに眼振が出ないとしてもあわてないで，しばらく待つんだよ．

3）Supine roll testの判定法

外側半規管BPPVがややこしいのは，右を向いても左を向いても水平性眼振が出ること．これだけじゃどちらが病側かわからないよねぇ．実は膨大部に向かって耳石が流れると，眼振が強くなるので，眼振の強さが病側診断の決め手になるんだ．

ここで解剖を考えてみよう（図3）．クプラ（神経の束）を挟んで外側半規管のlong armに耳石がある場合と，short armにある場合では眼振の方向がまるっきり反対になるんだ…．Ewaldの法則〔半規管に生じる内リンパ流動とこれにより生じる眼球運動（眼振）の方向に関する法則〕で眼振の方向性が決まってくるということ（詳細は成書を読んでください．きっと眠くなるから…）．

long armに耳石が落ち込んでいることが多いが，20％はshort armに落ち込んでいる．long armの耳石は半規管結石（canalolithiasis）となり，典型的BPPVの症状を引き起こす．一方，short armの耳石は浮遊している場合もあるものの，習字の筆のようになっているクプラのなかに食い込んでしまうとクプラ結石（cupulolithiasis）となり，潜時がなく体動ですぐにめまいが生じ，持続も1〜2分と長くなってしまう．

long armに耳石がある場合，右を向いても左を向いても眼振は地面向きに（向地性眼振）出るんだ．そこで，強く地面向きに眼振が出た方（下にした耳）を病側であると判断する（図4A）．持続時間は1分以内（多くは30秒以内）．

耳石が微細な砂のようでドロッとしているlight cupulaだと，持続時間の長い方向交代性向地性眼振になる．これってなかなか浮遊耳石置換法（canalith repositioning procedure：CRP）では治せないんだよなぁ．light cupulaの存在はまだ推測に過ぎないけどね（Equilibrium

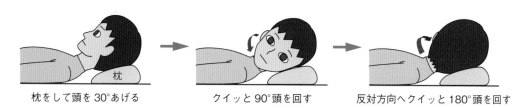

枕をして頭を30°あげる　　クイッと90°頭を回す　　反対方向へクイッと180°頭を回す

図2　Supine rollテスト

Res, 75：123-124, 2016).

　頻度は低いが，short arm（anterior arm）に耳石がある場合やクプラ結石の場合は，空（上）に向かって眼振が出る（背地性眼振）．この場合は眼振が弱い方を下にした耳が病側ということ（図4B）．ハッハッハ，こんがらがった？ クプラに耳石がガッチリ食い込んでしまうと（クプラ結石），CRPは無効なことが多い．short armの浮遊結石に関しては分類に議論の余地もあるようだ．

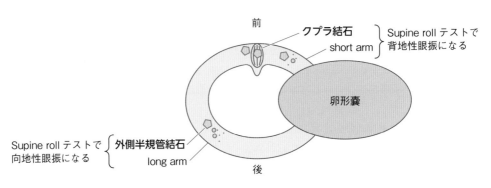

図3　外側半規管の解剖

A) 向地性（Geotropic）眼振：地面向き
　　　Geotropic（向地性）は Great（強い）側が病側と覚えよう

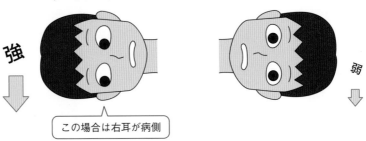

B) 背地性（Apogeotropic）眼振：天井向き
　　　Apogeotropic（背地性）は Ambiguous（曖昧，弱い）側が病側と覚えよう

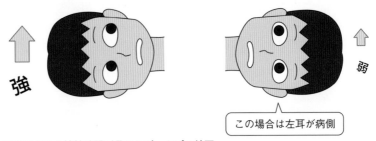

※潜時がなく持続時間が長ければ，クプラ結石

図4　外側半規管BPPVの眼振から病側を読み解く

外側半規管BPPVの治療

1) BBQ法（Lempert法）でグールグル

外側半規管の耳石なら，バーベキューで肉を焼くときのように体をグルグル回せばそのうち卵形嚢まで耳石を戻せそうだけど，回転する方向を間違うと治らないんだよね．**必ず病側を下に寝る**ところからはじめて，90°ずつ回転していき，360°回転したら，起き上がるという方法がBBQ法ことLempert法（図5）．仰臥位に戻ってしばらくしてから起き上がるとしている文献もある．long armでもshort armでも治るというが，理論的にはlong armの耳石は卵形嚢に戻せると思うけど，short armは戻らないはずなんだけどねぇ．long armでもクプラのすぐ近くに耳石があると背地性眼振になるので，これは戻せる．

2) Gufoni法をマスターせよ

向地性眼振なら健側に倒し，背地性眼振なら病側に倒せばいいというけど，「いやぁ，どっちが病側かなんて覚えてられないっすよ」というあなたに朗報．**眼振の弱い側に倒せばいいの**が，Gufoni法だ（図6）．続けて向地性なら顔は下向き，背地性なら顔は上向きにすればいい．Gufoni法で7〜8割の人が治ってしまうから，ぜひマスターしておきたいね．

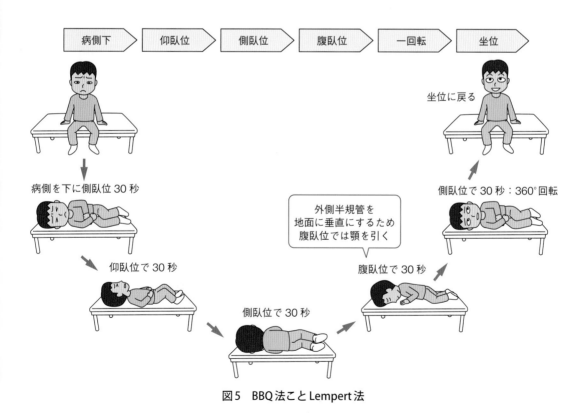

図5　BBQ法ことLempert法

外側半規管BPPVの困ったチャン

1) 細かい砂だと症状が残ってしまうことも

　耳石は大きいものからサラサラで微小なものまであるので，CRPは効果がなくても2回はやってみるといい．それでも微小な砂が残っていれば（light cupula），なんとなく一定の体動時にやはり回転性めまいが出て，BPPV症状が2日～3週間残ってしまうことがある．もちろんクプラ結石なら，耳石が埋没したままなのでそう簡単には治らないんだよねぇ．

　また高齢者は，すっきり治りにくく，身体的のみならず精神的にもダメージが強くなりやすい（J Am Med Dir Assoc, 20：224.e1-224.e23, 2019）．

　でも前庭神経は優秀なので，抗ヒスタミン薬や抗不安薬でⅧ脳神経の興奮を散らしておけば，そのうち慣れてきて症状はとれてくるんだけどね．「なぁんだ，結局診断できなくても，時間が経てば治るんだったら，診断できなくても怖くないや」と思った人，そりゃダメチンだよ．それでは患者さんが2～3週間も苦しむんだから，しっかり覚えようよ，ねぇ．

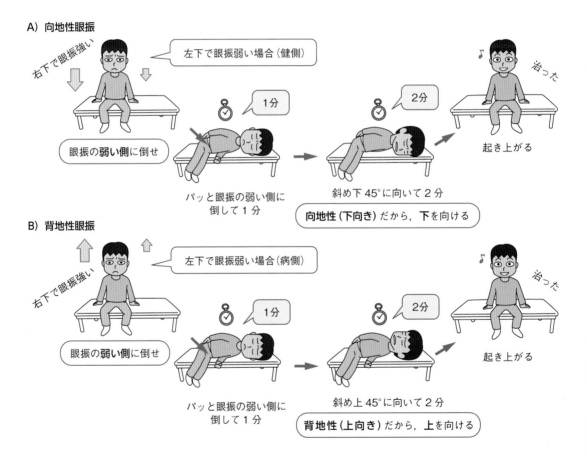

図6　Gufoni 法
眼振の弱い側に倒せばいい！ あぁ，簡単！ そして「向地性（下向き）に眼振出たら，下を向けろ」
「背地性（上向き）に眼振出たら，上を向けろ」と覚えよう．

2) せっかくCRPしたのに，耳石が移動！？

　背地性眼振だったので，BBQ法またはGufoni法をしたら，今度は向地性眼振になってしまったという例もある．short armにあったはずの耳石が，long armに移動したということだね．そうなったら，また向地性眼振に合わせたCRPをすればいい．

　向地性眼振はlong armに耳石があるので，むしろCRPで治しやすいと思っていたら要注意．なかには背地性眼振に変わってしまい，耳石が奥に入ってクプラ結石になってしまったという報告もある（Am J Otolaryngol, 32：174–176, 2011）．

　ほかにも外側半規管BPPVのCRPをして，治ったと思って横になっていたら，今度は後半規管に耳石が落ちたなんてこともある．おいおい，そうなったら，Dix–Hallpikeテストで確認後，Epley法で治せばいい．くれぐれもCRP後は，病側の耳を下にしないことだねぇ…どこにまた耳石が落ちていくかわかったもんじゃない．

　このように耳石がポロポロあちこち落ちていくことがあるが，複数の半規管に耳石が落ちるなんてことも珍しいことではない（9.3％）という（Am J Otolaryngol, 33：250–258, 2012）．こうなったらもうお手上げだよねぇ…．

 ## 治らなかったら，次の一手

　病側を上にして常に（約12時間）側臥位で寝ていれば，重力の影響で耳石がそのうち卵形嚢に落ちてくれるだろうというFPP法（forced prolonged position法，別名Vannucchi法．J Vest Res, 7：1–6, 1997）がある．この方法ならlight cupulaでも微小な耳石が落ちてくるかもしれないなぁ．内耳にバイブレーターをかけたりすると，耳石も落ちやすい感じがするんだけどねぇ．

　BBQ法にこのFPP法を合わせることで，外側半規管BPPVの75〜90％が改善したというから興味深い（Acta Otolaryngol, 118：455–460, 1998, Laryngoscope, 112：172–178, 2002）．Liらは速効寝返り法を提唱している（図7）．病側を下に側臥位になり，一気に180°寝返りを打って，そのまま4分じっとしているという治療法だ．これって高齢者にはきついかも…でもおもしろそう．

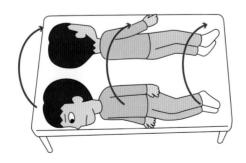

図7　速効寝返り法
この図では右が病側．病側を下に側臥位になり，一気に
180°寝返りを打ち，4分じっとしている．

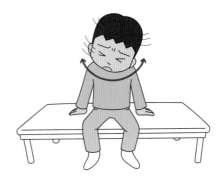

図8　Head shaking 法：クプラ結石がはずれない場合

クプラ結石と戦う

　またクプラ結石の場合は，耳石を神経に食い込んだところからはがすために，坐位のまま頭を30°前傾して（外側半規管を地面に対して平行にする），「ヨーイ，ドン！」で思いっきり頭をブンブン左右に15秒間ぶん回す（1秒間に3回の速さ）のだ（**Head shaking 法，図8**）．これってかなり過激で，本当にとれるのかしらと思っちゃう．BPPVは刺激し続けると疲労が起こって症状が軽くなるという特徴があるんだ．だからHead shaking法で耳石がとれたというよりも，前庭神経が弱ってなんとなく楽になっただけじゃないかしら？

　Kimらは，バイブレーターを使って，クプラにしっかりついた耳石をとる方法を提唱している．つまり持続性の背地性水平眼振をみたら，バイブレーターでクプラの半規管側の耳石も，卵形嚢側の耳石もはがして治す方法（cupulolith repositioning maneuver：CuRM）である（図9）．ここまでできるようになったら，免許皆伝かな．

> **外側半規管BPPVを攻略せよ**
> ● Supine roll テスト：向地性眼振（80％）か，背地性眼振（20％）かを見分けるべし
> ● BBQ法，Gufoni法をマスターせよ
> ● Gufoni法なら眼振の弱い側に倒して，向地性なら下向き，背地性なら上向きにするべし
> ● 帰宅後は，FPP法で，病側上の側臥位になっていてもらおう

患者B　72歳　男性　　　　　　　　　　　　　　　　　　　前半規管BPPV

　朝から頭を下げたら，ひどい回転性めまいが出るという．持続は1分以内で，頭さえ下げなければ症状は全くない．研修医MはDix-Hallpikeテストにて症状が再現できて，Supine rollテストでは問題がなかったので，Epley法を試したが，全然効果がなかった．

　やはり頭部CTやMRIでお茶を濁して帰そうかなぁと，心のなかに黒いものが湧き上がってくるのを感じた．でもここは素直にコンサルトをしたところ…．

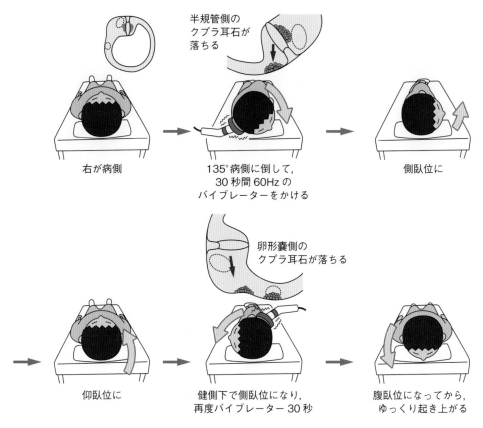

図9　CuRM法：クプラ結石を落とす必殺技…あ，殺すなよ

? 研修医M

「何か違和感があって．Dix-Hallpikeテストで眼振がどうも変なんですよね．え，はい，そうなんです．下眼瞼側に垂直眼振が出るんですよ．でも神経所見もないし，どう考えても中枢疾患とは思えなくて．え？ 前半規管のBPPVって，何ですか，それ?」 ?

前半規管BPPV

　前半規管BPPVはBPPV全体のたった2%しかない．こりゃ確かに珍しい．Dix-Hallpikeテストをすることで，**下眼瞼向きに垂直眼振が出るのが特徴**．垂直眼振が出ると，中枢性疾患かと思ってしまうが，神経所見はないうえに，きちんと患者を起こすことで眼振は反対方向になるので，これは耳石によるものとわかる．Dix-Hallpikeテストで右に45°顔を向けると，右の後半規管は地面に垂直になるが，前半規管は地面に水平になるので，懸垂頭位にしても影響を受けない．しかし左の前半規管は地面に垂直になるので，耳石があれば大きく動くことになる．つまり，右を向いて懸垂頭位にして眼振が出れば左の前半規管が病側で，左を向いて懸垂頭位で眼振が出れば右の前半規管が病側ということになる．

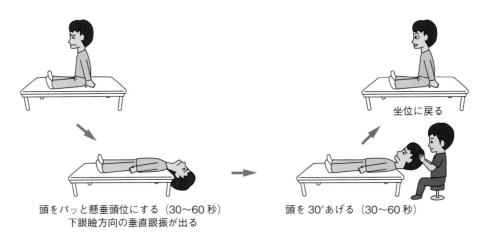

頭をパッと懸垂頭位にする（30〜60秒）　　　　　　頭を30°あげる（30〜60秒）
下眼瞼方向の垂直眼振が出る

坐位に戻る

図10　Yacovino法

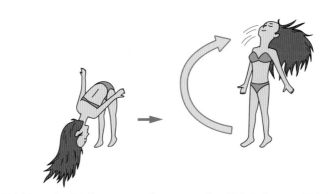

頭を思いっきり下げて30〜60秒　　　　一気に頭を上げて，30秒上を向く

図11　Dr.林の「男が胸キュン，魅惑の髪の毛バサーッ法」

　まぁ，そんなにややこしいことを考えなくても，**Yacovino法**（deep head hanging maneuver, J Neurol, 256：1851-1855, 2009）というCRPを行えば，どちらが病側でも治せるから，下眼瞼向きに眼振が出たらこれを行えばよい（図10）．前半規管と後半規管は途中で1本につながっているため，眼振は回旋成分が混じってくるんだ．回旋成分がないこともあるが，ない場合は後頭蓋窩疾患を鑑別しておく必要が出てくる．前半規管の耳石は前回りのでんぐり返しをすれば勝手に治るので，ゆっくりと床体操していれば治りそうだけどね．

　Dr.林の「男が胸キュン，魅惑の髪の毛バサーッ法」も理論的には効くはず（図11）．常夏の海で水着の美女が，長い髪の毛をバサーッと振り上げたら，もう胸キュン必至だ．あぁ，こんな研究したいけど，前半規管BPPVって珍しいんだよねぇ．

前半規管BPPVを攻略せよ
- 懸垂頭位で下眼瞼向きの垂直眼振（回旋成分あり）が出る
- Yacovino法で治せる
- Dr.林の「男が胸キュン，魅惑の髪の毛バサーッ法」も試してみて♪

Check！ 文献

1) Mandalà M, et al：Double-blind randomized trial on the efficacy of the Gufoni maneuver for treatment of lateral canal BPPV. Laryngoscope, 123：1782-1786, 2013 (PMID：23382081)

　↑72人の外側半規管BPPV患者をGufoni法治療群（37人）とプラセボ群（35人）に分けた小規模研究．Gufoni法を施行して，1時間後には75.7％が，24時間後には83.8％が改善した．プラセボ群では10％しか改善しなかった．

2) Bhattacharyya N, et al：Clinical Practice Guideline：Benign Paroxysmal Positional Vertigo (Update). Otolaryngol Head Neck Surg, 156：S1-S47, 2017 (PMID：28248609)

　↑BPPVのガイドライン．真面目に読むとなかなかわかりにくい．このSBRの方が100倍，いや10倍，いや1.5倍くらいかな，わかりやすいはず…きっと…多分．

3) Teggi R & Nuti D：Residual Dizziness after Physical Treatment for Benign Paroxysmal Positional Vertigo. A Review of Recent Literature. EC Neurology, 7：158-164, 2017

　↑正しく体位変換法を行っても2日〜3週間なんとなくBPPV症状が続く例がある．これはかなり微小な砂（debris）やクプラ結石によるものと考えられている．前庭神経は優秀なので，3週間もすれば慣れてきて，症状がとれるんだけどね．

4) Imai T, et al：Classification, diagnostic criteria and management of benign paroxysmal positional vertigo. Auris Nasus Larynx, 44：1-6, 2017 (PMID：27174206)

　↑簡単にBPPVの分類を解説．

5) 小川恭生：外側半規管型良性発作性頭位めまい症．東京医科大学雑誌，74：136-144，2016

　↑とてもわかりやすく解説されている．半規管結石症，クプラ結石症，light cupulaに分けて解説．short armの外側半規管BPPVは記載がない．

6) Pérez-Vázquez P & Franco-Gutiérrez V：Treatment of benign paroxysmal positional vertigo. A clinical review. J Otol, 12：165-173, 2017 (PMID：29937852)

　↑必読文献．short armの外側半規管BPPVの記載もあり．CPRについて詳細に解説している．

7) Hiruma K, et al：Newly classifed horizontal canal positional nystagmus and its treatment. Clin Med Invest, 3：1-5, 2018

　↑外側半規管BPPVを非常にわかりやすく解説．short armやlong armの解説もあり，4種類に分類して記載している．外側半規管でも前半分か後ろ半分かや，耳石の位置によって動きが変わるので，なかなか奥が深いのがわかる．

8) 將積日出夫：めまいの治療をマスターする．日耳鼻，119：6-13，2016

　↑BPPVの総説．わかりやすい．

9) Li J, et al：Quick repositioning maneuver for horizontal semicircular canal benign paroxysmal positional vertigo. J Otol, 10：115-117, 2015（PMID：29937793）

↑67人の小規模スタディ．病側を下に側臥位で寝ているところから，一気に180°寝返りを打つという治療法についての報告．1週間後の回復率は91％と驚異的．いい話は必ず追試をしないとね．

10) Kim SH, et al：A cupulolith repositioning maneuver in the treatment of horizontal canal cupulolithiasis. Auris Nasus Larynx, 39：163-168, 2012（PMID：21636229）

↑クプラ結石をバイブレーターを使ってひっぺがす方法．持続性背地性眼振のクプラ結石を疑う患者に施行したところ，97.4％に効果を認めた．話がうますぎる気もするが，理論的に攻めているのでなかなかいいんじゃないか．

Check！WEB

YouTubeで検索してみてください．百聞は一見に如かず．

1) BBQ Roll for Left Horizontal Canal BPPV. YouTube, 2011
https://www.youtube.com/watch?v=nkBoOCBmOXE

2) Lempert (BBQ) Maneuver to Treat BPPV Vertigo. YouTube, 2014
https://www.youtube.com/watch?v=mwTmM6uF5yA

3) MUSC: BPPV Treatment Series (Left Gufoni for Right Canalithiasis). YouTube, 2016
https://www.youtube.com/watch?v=756PZX3eu4w

4) MUSC: BPPV Treatment Series (Left Gufoni for Left Cupulolithiasis). YouTube, 2016
https://www.youtube.com/watch?v=gBaF1Yxml4o

5) Anterior Canal BPPV. YouTube, 2017
https://www.youtube.com/watch?v=2TAYDp3vVTU

6) Deep Head Hanging Maneuver for Anterior Canal BPPV. YouTube, 2016
https://www.youtube.com/watch?v=r5-eTTo1Gb0

7) Deep Head Hanging Maneuver to Treat BPPV Vertigo. YouTube, 2014
https://www.youtube.com/watch?v=qw1QciZWfP0

8) Liberatory Left Anterior Canal – 2014. YouTube, 2014
https://www.youtube.com/watch?v=qDnh5NyAEAc

※基本的な診察法や後半規管BPPVに関しては拙著「ステップビヨンドレジデント⑥」を参考にしてください．

No way！アソー！モジモジ君の言い訳

×「Supine rollテストってどっち向いても眼振がでてよくわかんないんですよ」

→向地性眼振または背地性眼振がでるから，それをしっかり見届けよう．あきらめたらダメ．潜時は意外に長いので，あわてないでしっかり観察しよう．わからなければスマホなどで撮影した動画をスローで再生して見るとわかりやすいよ．

×「Gufoni法って，病側に倒すんでしたっけ？ 健側に倒すんでしたっけ？」

→そんな細かいところを覚えなくてもできるのがGufoni法．眼振が向地性でも背地性でも，弱い側に倒せばいい．後は向地性なら下向き，背地性なら上向きにするだけ．簡単でしょ．

×「え，熱もないのに，CRP測定するんですか？」

→それは炎症マーカーのCRP．BPPVのCRPは浮遊耳石置換法（canalith reposition procedure）のこと．

×「垂直眼振は絶対中枢性だって習ったんですよ」

→いやいや，前半規管BPPVも懸垂頭位で垂直眼振（下眼瞼方向眼振）になるんだ．潜時があって，持続も短いから，これはBPPVだよ．

林　寛之（Hiroyuki Hayashi）：福井大学医学部附属病院救急科・総合診療部

コロナウイルスのせいでえらいこっちゃ．学会もセミナーもことごとく休みになって，あな寂し．全国の学校も休みになり，卒業式すらまともにしてあげられなかったのは非常に残念に思う．医学生の実習まで中止になってしまったけれど，こういうときこそ，現場でしっかり学ぶことで将来有望な医師が育つんじゃないかなぁと歯がゆく思う今日この頃…．それにしてもマスクや消毒液，さまざまな物資がなくなるとは…．買い占めや転売の報道をみていると，なんて卑しい国民なのかと思うと，日本の将来も暗いなぁ．コロナビールはいつでも買えるみたいだけどね．

1986　自治医科大学卒業　　　　　　　　　日本救急医学会専門医・指導医
1991　トロント総合病院救急部臨床研修　　日本プライマリ・ケア連合学会認定指導医
1993　福井県医務薬務課所属　僻地医療　　日本外傷学会専門医
1997　福井県立病院ER　　　　　　　　　Licentiate of Medical Council of Canada
2011　現職
★後期研修医大募集中！ 気軽に見学にどうぞ！ Facebook⇒福井大学救急部・総合診療部

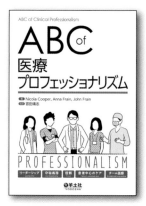
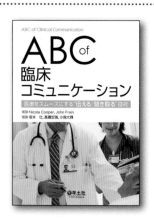

対岸の火事
研修医が知って得する日常診療のツボ
他山の石
中島 伸

他人の失敗を「対岸の火事」と笑い飛ばすもよし、「他山の石」と教訓にするのもよし。研修医時代は言うに及ばず、現在も臨床現場で悪戦苦闘している筆者が、自らの経験に基づいた日常診療のツボを語ります。

その224
一般外来研修, はじまる!

■ 一般外来研修のスタート

いよいよ令和2年度に臨床研修をはじめる初期研修医から一般外来研修がはじまります。総合診療科、一般内科、一般外科、小児科などの各外来で、初診の患者さんに対してどのように診察を行うかを研修するというものです。

思い出してみると、私自身がはじめて周囲に上級医のいる環境で「正式な」外来診療を行ったのは、卒後3年目です。一方、「正式でない」外来診療は医学部卒業直後から近くの個人病院のアルバイトでやっていました。週1回、一般外科の外来です。腰が痛いとか、デキモノができたとか、そんな主訴がメインでした。当時は何も知らなかったので、物陰でこっそり教科書を読んでは、分かったような顔をしての診察です。院長先生に教えてもらおうにも、私に留守を任せて不在のことがほとんどでした。やはり常に上級医がいて、いろいろ教えてもらえる状態で研修できるのが理想的ですね。

■ 総合診療科外来での指導経験

さて、自分が研修医を指導する立場になった今では総合診療科外来で研修医の指導を行うことがあります。やってみて思うのは、ずいぶん大変だ、ということです。この大変さの原因は主に2種類あります。

まず1つ、そもそも、総合診療科にはありとあら

ゆる主訴が集まるということがその最たるもので、皆目見当のつかない訴えもたくさんあります。時には「皮疹の患者さんなんですけど、今日は皮膚科が休みなんでお願いしまーす」と無茶ぶりされることもあります。また、別の病院の消化器内科で内視鏡やCTを含むあらゆる検査をしたけれども原因のわからない腹痛、などというのも総合診療科に紹介されてきます。「消化器内科医が診察しても原因不明の腹痛をなんで僕がわかるわけ?」とも思うのですが、いったん診察したうえで何らかの形で決着をつけなくてはなりません。

それに加えて研修医の大外しというのもあります。当院では時間外救急は初期研修医2人がペアになって応需しているので、患者さんへの対応にはそこそこ慣れているはずですが初診外来では勝手が違うようです。5分ほどの簡単な診察だけで「たいしたことはありません」といきなり帰そうとしたり、患者さんのニーズを無視して型通りの病歴聴取と身体診察で終わらそうとしたり、時間をかけた割には1行もカルテが書かれていなかったり。まるで研修医当時の自分そのものです。できれば「自分は○○と考えました。その根拠は△△です。中島先生はどう思われますか?」的なやりとりが欲しいところ。

さて、まがりなりにも総合診療科外来で何年か初期研修医を指導してきたので、その経験をもとに、「こうすれば実りある一般外来研修ができるのではないか」ということを述べたいと思います。本稿の読者も医学生、研修医、指導医などいろいろだとは思いますが、それぞれの立場で理解していただければ幸いです。

■ 外来診療指導は午前中にせいぜい1〜2例

研修医の初診外来はやたら時間がかかります。1例あたり2時間くらいのつもりでいてちょうどいいです。見かねてつい横から口を出してしまい、ますます遅くなってしまうという大失敗も何回か経験しました。どの立場であっても、外来研修には時間がかかるものだという覚悟を最初からもっておくべきでしょう。

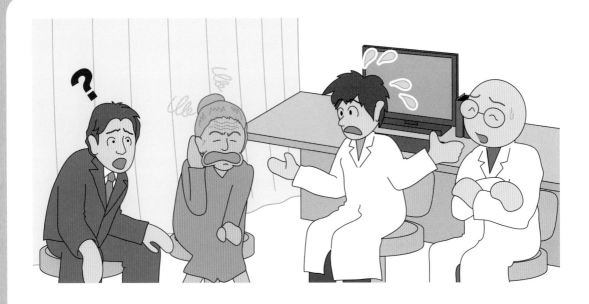

まずは問診票から考える

　私の場合，患者さんを診察室に呼び入れる前に研修医とともに問診票を読みます．主訴，既往歴，家族歴，内服薬などが患者さん自身の言葉で書き込まれているので，その情報から，どのような疾患を想定すべきかを考えなくてはなりません．とはいえ，やみくもに鑑別すべき疾患を拡げてもしかたないので，危ない疾患か否か，よくある疾患か稀な疾患かという2軸で考えるのが1つの方法だと思います．加えて，どのようなことに注意して病歴聴取を行うか，身体診察でのメリハリ，行うべき検査についてもあらかじめ考えておくと，見通しのよい外来研修ができることでしょう．

診察室での導入

　患者さんを診察室に呼び入れたら，最初に自己紹介をします．「このたびは研修医教育にご協力いただき，ありがとうございます．こちらは初期研修医の〇〇先生で，今は修行中の身です．私は指導医の中島です．2人でしっかり診察させていただきますので，よろしくお願いいたします」というのが私の決まり文句で，これによって2人の医師の立場を明確にしておきます．忘れがちなのが患者さんに同伴してきた人の存在で，御家族なのか友人なのか，も

し御家族ならどのような関係になるのか，それを確認して氏名とともにカルテに記録します．

最初に病歴聴取

　まず行うのは病歴聴取です．いつからどのような症状があって，それがどのように変化してきたのか．また，なぜ本日病院に来ようと思ったのかを確認しつつカルテに記録していきます．一般に患者さんの話は整理されておらず，あっちに飛んだりこっちに飛んだりするので，記録しながら時系列で情報を並べ直します．

　病歴聴取が一通り終わったところで，身体診察に入る前に研修医と指導医の間でまとめを行いましょう．最初に問診票から想定していた鑑別診断のリストが，病歴という新たな情報が加わることによって書き直されるわけですが，同時に病歴聴取で抜けていたところも明らかになります．そのような場合は病歴聴取を追加しなくてはなりません．

次に身体診察

　病歴聴取が終わったら，次はどこに重点をおいて身体診察を行うのかも研修医と指導医の間で議論しておきましょう．全身を満遍なく診るのも大切なことではありますが，病歴聴取の結果によって詳しく

所見をとるべき部分が変わってきます.「頭のここが痛い」と言われれば髪の毛を分けて懐中電灯で照らしながら痛い部分を見なくてはなりません. 歩行障害を訴える人なら実際に診察室や廊下を歩いてもらう必要があります. 病歴聴取で得た情報から間欠性跛行だろうと考えていたら単に左膝が痛いだけ, ということも案外よくあります.

一通りの身体診察が終わったら再び鑑別診断リストを見直し, 次にどのような検査を行うかを議論しましょう.

そして検査依頼

検査のなかにはMRIのように検査予約をして数日後に撮影するものもあれば, その日のうちに結果の出る血液検査や尿検査もあります. したがって, 結果を確認して直ちに治療を開始できることもあれば, 患者さんへの説明自体が後日になってしまうことも珍しくありません.

大切なことは, どのような検査を行うにしても何らかの疾患を想定しておくということです. 基本的には「○○という疾患がありそうだから, △△という検査で裏付けをとろう」とか「●●という疾患を否定するために, 念のために▲▲という検査をしておこう」というどちらかを想定することになるので, それを言葉にして研修医と指導医の間で確認することが大切です.

このようなやりとりに患者さんにも参加してもらうのも1つの方法で, そうすることによって御本人のニーズをうまくくみとれるような気がします.

おわりに

以上, いろいろ述べましたが, 私自身は新しい一般外来研修の制度の必要性についてはいささか疑問をもっています. というのは, 脳神経外科の後期研修医を見ていると, 特に何も教えなくても必要に迫られれば最初からそれなりに診療しているからです.

また, 新しい制度での一般外来研修の場は, 総合診療科外来, 一般内科外来, 一般外科外来, 小児科外来, 地域医療の初診となっていますが, 何科がどのような患者さんや疾患に対応しているかは医療機関ごとに状況が違っています. 当院の場合, 一般外科には「手術をお願いします」という紹介状をもって来る人がほとんどですが, 脳神経外科外来には頭痛やめまいの精査希望で受診する初診患者も多いのが現状です. 臨床研修制度の趣旨を尊重しつつ, それぞれの医療機関で自由に初診外来研修をやる方が現実的なのではないでしょうか. ともあれ, 何事もやってみないと分からないので, まずは試行錯誤しつつの開始ですね.

最後に1句

> 研修医　初診の患者を前にして
> 　　　指導医もろとも　うろたえる

中島　伸
（国立病院機構大阪医療センター脳神経外科・総合診療科）

著者自己紹介：1984年大阪大学卒業. 脳神経外科・総合診療科のほかに麻酔科, 放射線科, 救急などを経験しました.

Primary Care Research (PCR) Connect 第1回年次集会 開催報告

青木拓也（PCR Connect 第1回年次集会 実行委員長）

2019年12月8日，京都大学医学部にて，Primary Care Research (PCR) Connect 第1回年次集会が開催されました．当日は，定員となる約100名の方々にご参加いただき，盛会のうちに終えることができました．

PCR Connectとは

日本でプライマリ・ケアを専門領域として確立するためには，臨床・教育活動に加えて，研究活動の推進が不可欠です．しかし現状では，プライマリ・ケア領域の主要国際学術誌における日本の論文数シェアが，わずか0.15％にすぎないなど，研究の活動状況が著しく低い段階にとどまっています[1]．

こうした状況に対する危機感から，PCR Connectは，日本プライマリ・ケア連合学会，ACP（米国内科学会）日本支部，日本臨床疫学会が，3学会の連携活動として，わが国のプライマリ・ケア領域（家庭医療，総合診療，総合内科）における臨床研究レベルを国際水準にまで引き上げる目標を掲げ，2019年から始動しました．なおPCR Connectの "Connect" は，プライマリ・ケア研究にかかわる3学会を「繋げる」，当領域の研究者同士を「繋げる」というコンセプトに由来しています．(https://pcrconnect.org)

第1回年次集会の概要

PCR Connectの活動の中核である年次集会は，プライマリ・ケア領域の研究者同士による切磋琢磨と成長の場を提供することにより，わが国のプライマリ・ケア領域の研究の質と量の向上をめざすために

開催されます．企画にあたり，北米で開催されているNAPCRG（North American Primary Care Research Group）の学術集会を参考にしました．以下に第1回年次集会で企画されたセッションをご紹介します（敬称略）．

● Rising Stars Session
卓越した若手研究者による最前線の研究発表
1. 患者経験は入院・救急室受診に関連するのか？ 離島における多施設前向きコホート研究：
   金子惇（浜松医科大学）
2. これからの診断精度研究
   —臨床のArtをScienceへ：
   高田俊彦（ユトレヒト大学，福島県立医科大学）
3. 臨床研究からみた機械学習：
   後藤匡啓（福井大学，東京大学）

● The Best Paper of the Year in Primary Care 発表・表彰
過去3年間に発表されたプライマリ・ケア，総合診療，総合内科に関連する原著論文（英文）から，優秀論文を選考し表彰

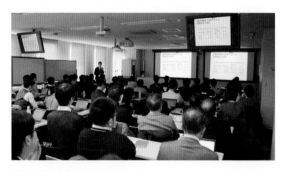

Rising Stars Sessionでの1コマ．

1. Multicenter cohort study on the survival time of cancer patients dying at home or in a hospital：Does place matter？［PMID27018875］：浜野 淳（筑波大学）

2. Prevalence and Appropriateness of Urinary Catheters in Japanese Intensive Care Units：Results From a Multicenter Point Prevalence Study［PMID28475778］：栗山 明（倉敷中央病院）

● シンポジウム「プライマリ・ケアにおける臨床研究の歴史を振り返り，将来を展望する」

1. 臨床疫学の視点から：福原俊一（日本臨床疫学会）
2. 総合内科の視点から：濱口杉大（ACP 日本支部）
3. 家庭医療の視点から：青木拓也（日本プライマリ・ケア連合学会）

● ハンズオンセッション
研究手法に関する3つのセッションをパラレル開催

1. どこにいてもできるメタアナリシス
    コースディレクター：
    片岡裕貴（兵庫県立尼崎総合医療センター）
2. 尺度開発の first step：概念の可視化
    コースディレクター：
    一瀬直日（赤穂市民病院）
3. 統計モデリングってなに？
    ―ブラックボックス統計解析はもうやめよう！
    コースディレクター：
    宮越千智（神戸市立医療センター中央市民病院）

● Meet the Experts
参加者の希望に応じ，当領域における Expert の研究者とのマッチングを行い，直接対談する場を提供

熱気あふれる，これまでにない集会に

年次集会には，若手からベテランまで，総合内科・総合診療/家庭医療から疫学研究者・質的研究者まで，異なるバックグラウンドの方々が参加し，集会全体を通して活発な情報交換が行われました．休憩時間にも，参加者同士のネットワーキングが非常さかんに行われていたことも印象的でした．

参加者を対象とした事後アンケートでは，「とても実践的なプログラムで，現場での研究を後押ししてくれるものだった」「研究者同士のネットワークができたことがたいへんよかった」「プライマリ・ケア領

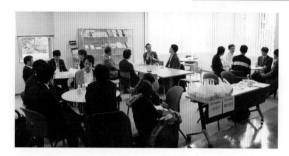
Meet the Experts での1コマ．

域から質の高い研究を発信するのだという意気込みがこもった，学びの多い勉強の機会だった．転換の兆しを感じた」などの感想が寄せられました．こうした研究に特化したコミュニティが，日本のプライマリ・ケア領域で今まさに求められていることを象徴する会になりました．

第2回年次集会が開催予定

2020年12月13日には東京にて第2回年次集会の開催を予定しています（詳細はホームページで告知予定）．当領域の研究に関心をもつ多くの方々のご参加をお待ちしています．

※PCR Connect 運営組織
運営協議会：草場鉄周（委員長），福原俊一（第1回年次集会大会長），柴垣有吾（第2回年次集会大会長），濱口杉大，山崎 大

実行委員会：青木拓也（第1回年次集会実行委員長），春田淳志，高田俊彦，家 研也（第2回年次集会実行委員長），金子 惇，佐田憲映

文 献
1）青木拓也，福原俊一：プライマリ・ケア主要国際学術誌における日本の論文数シェア．日本プライマリ・ケア連合学会誌，40：126-130，2017

プロフィール

青木拓也（Takuya Aoki）
京都大学大学院医学研究科 医療疫学分野/地域医療システム学講座，PCR Connect 第1回年次集会 実行委員長

※Gノート2020年4月号より再掲載

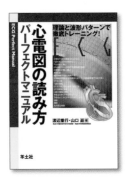
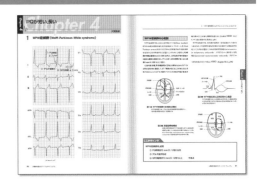
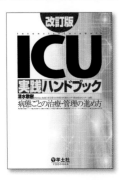
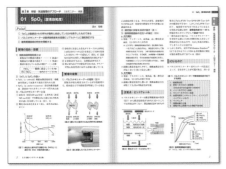
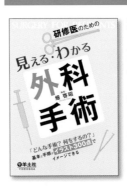

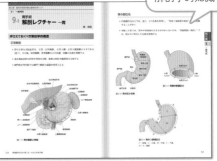

研修医になったらまずはこの2冊!!

心構え,臨床的な考え方,患者さんとの接し方,
病歴聴取・身体診察のコツ,必須手技,
プレゼン術や学会発表まで

消毒,注射,採血,穿刺,
気道管理,処置時の鎮静,
エコー,除細動など,

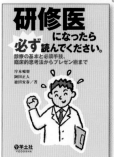

研修医になったら
必ず読んでください。
診療の基本と必須手技,
臨床的思考法からプレゼン術まで

岸本暢将,岡田正人,徳田安春/著
■定価(本体3,000円+税)
■A5判 ■253頁
■ISBN978-4-7581-1748-7

臨床医として一人前になるために,
これだけは知っておきたいエッセンスを
達人が教えてくれます!

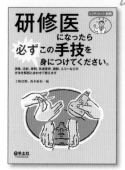

レジデントノート別冊
研修医になったら
必ずこの手技を
身につけてください。
消毒,注射,穿刺,気道管理,鎮静,
エコーなどの方法を
解剖とあわせて教えます

上嶋浩順,森本康裕/編
■定価(本体3,800円+税)
■B5判 ■246頁
■ISBN978-4-7581-1808-8

研修医がまず身につけたい手技について,
現場のコツをお伝えします.最初に基本をしっかり
おさえておくのが,できる研修医への近道です!

外科研修で「何をすべきか」がわかる1冊!

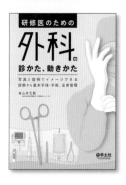

研修医のための
外科の診かた、動きかた
写真と症例でイメージできる診察から
基本手技・手術、全身管理

山岸文範/著
■定価(本体4,800円+税) ■B5判
■359頁 ■ISBN978-4-7581-1852-1

「何を診て」「どう動くか」が
よくわかる外科研修の必携書!
2020年より必修化「外科研修」のお供に

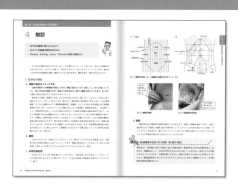

麻酔科研修の必須アイテム!

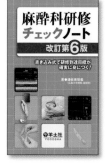

麻酔科研修
チェックノート
改訂第6版
書き込み式で研修到達目標が
確実に身につく!

讃岐美智義/著
■定価(本体3,400円+税) ■B6変型判
■455頁 ■ISBN978-4-7581-0575-0

麻酔科医に必須の知識と手技・コツを簡潔に解説.
しかも,持ち歩きできるポケットサイズ.
重要点を確認できるチェックシート付き!

間違い無しの超ロングセラー本

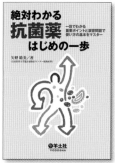

絶対わかる
抗菌薬はじめの一歩
一目でわかる重要ポイントと
演習問題で使い方の基本をマスター

矢野晴美/著
■定価(本体3,300円+税) ■A5判
■207頁 ■ISBN978-4-7581-0686-3

必須知識を超厳選,ポイントが一目でわかり,
演習問題で応用力も鍛えられる!

レジデントノート & 研修医フェア
開催書店のお知らせ

ただいま, 全国書店では春の研修医シーズンに合わせ **"研修医フェア"** を開催しております.
フェア期間中は羊土社書籍をはじめ研修医のみなさまの力になる書籍が勢ぞろいいたします.
ぜひ一度足をお運びください!

■ フェア開催書店一覧 ■

<北海道・東北>

北海道	喜久屋書店　小樽店	5/31頃まで
北海道	紀伊國屋書店　札幌本店	5/31頃まで
北海道	三省堂書店　札幌店	5/9頃まで
北海道	ジュンク堂書店　旭川医科大学店	5/31頃まで
北海道	MARUZEN＆ジュンク堂書店　札幌店	5/31頃まで
北海道	丸善キャンパスショップ　札幌医科大学店	4/30頃まで
青森	ジュンク堂書店　弘前中三店	5/31頃まで
宮城	丸善　仙台アエル店	6/15まで
福島	紀伊國屋書店　福島県立医科大学BC	5/31頃まで
福島	ジュンク堂書店　郡山店	5/31頃まで

<関東>

茨城	丸善雄松堂　筑波大学医学書籍部	4/30頃まで
栃木	大学書房　自治医大店	5/31頃まで
群馬	紀伊國屋書店　前橋店	5/31頃まで
千葉	志学書店	5/31頃まで
千葉	丸善　津田沼店	5/31頃まで
神奈川	紀伊國屋書店　横浜店	5/20頃まで
神奈川	ジュンク堂書店　藤沢店	5/31頃まで
神奈川	丸善　ラゾーナ川崎店	5/1頃まで
神奈川	有隣堂本店　医学書センター	5/31頃まで
神奈川	有隣堂医学書センター　北里大学病院店	6/30頃まで
神奈川	有隣堂　横浜駅西口店医学書センター	5/10頃まで

<東京>

東京	医学堂書店	6/15まで
東京	稲垣書店	6/30頃まで
東京	紀伊國屋書店　新宿本店	3/15頃まで
東京	三省堂書店　池袋本店	3/31頃まで
東京	三省堂書店　神保町本店	5/31頃まで
東京	ジュンク堂書店　池袋本店	5/31頃まで
東京	ジュンク堂書店　吉祥寺店	5/31頃まで
東京	ジュンク堂書店　立川髙島屋店	4/15頃まで
東京	MARUZEN＆ジュンク堂書店　渋谷店	5/31頃まで
東京	丸善　お茶の水店	6/30頃まで
東京	丸善　丸の内本店	5/31頃まで
東京	八重洲ブックセンター　本店	5/31頃まで

<甲信越・北陸>

新潟	ジュンク堂書店　新潟店	5/30頃まで
新潟	西村書店	5/29まで
富山	BOOKSなかだ　掛尾本店	5/31頃まで
石川	金沢ビーンズ　明文堂書店	4/30頃まで
石川	前田書店	5/31頃まで
福井	勝木書店　福井大学医学部売店	5/30頃まで

<東海>

静岡	戸田書店　静岡本店	4/30頃まで
静岡	MARUZEN＆ジュンク堂書店　新静岡店	4/30頃まで
静岡	谷島屋書店　浜松医科大学売店	4/30頃まで
愛知	三省堂書店　名古屋本店	5/30頃まで
愛知	丸善　名古屋本店	5/31頃まで

<関西>

滋賀	大垣書店　フォレオ大津一里山店	5/31頃まで
滋賀	喜久屋書店　草津店	5/20頃まで
滋賀	滋賀医科大学生協	4/30頃まで
京都	大垣書店　イオンモールKYOTO店	6/15頃まで
京都	神陵文庫　京都営業所	6/15頃まで
京都	丸善　京都本店	5/31頃まで
大阪	紀伊國屋書店　梅田本店	5/31頃まで
大阪	紀伊國屋書店　グランフロント大阪店	5/31頃まで
大阪	ジュンク堂書店　あべのハルカス店	6/15頃まで
大阪	ジュンク堂書店　大阪本店	5/31頃まで
大阪	神陵文庫　大阪支店	5/31頃まで
大阪	神陵文庫　大阪医科大学店	5/31頃まで
大阪	神陵文庫　大阪大学医学部病院店	5/31頃まで
大阪	MARUZEN＆ジュンク堂書店　梅田店	5/31頃まで
大阪	ワニコ書店	4/30頃まで
兵庫	ジュンク堂書店　三宮店	5/31頃まで
兵庫	神陵文庫　本社	5/31頃まで
和歌山	神陵文庫　和歌山営業所	5/31頃まで
和歌山	TSUTAYA　WAYガーデンパーク和歌山店	5/15頃まで

<中国>

島根	島根井上書店	5/31頃まで
岡山	喜久屋書店　倉敷店	6/30頃まで
岡山	紀伊國屋書店　クレド岡山店	5/15頃まで
岡山	神陵文庫　岡山営業所	5/31頃まで
岡山	丸善　岡山シンフォニービル店	5/31頃まで
広島	井上書店	5/31頃まで
広島	紀伊國屋書店　広島店	3/31頃まで
広島	ジュンク堂書店広島駅前店	4/30頃まで
広島	神陵文庫　広島営業所	5/31頃まで
山口	井上書店	5/31頃まで

<四国>

徳島	紀伊國屋書店　徳島店	5/31頃まで
徳島	久米書店	5/31頃まで
香川	宮脇書店　香川大学医学部店	5/31頃まで
愛媛	ジュンク堂書店　松山店	5/31頃まで
愛媛	新丸三書店　本店	5/1まで
愛媛	新丸三書店　愛媛大学医学部店	4/30頃まで
高知	金高堂書店	5/31頃まで
高知	金高堂書店　医学部店	5/15頃まで

<九州・沖縄>

福岡	喜久屋書店　小倉店	5/31頃まで
福岡	九州神陵文庫　本社	5/20頃まで
福岡	九州神陵文庫　久留米大学店	5/20頃まで
福岡	九州神陵文庫　福岡大学医学部店	5/20頃まで
福岡	ジュンク堂書店　福岡店	6/30頃まで
福岡	ブックセンタークエスト　小倉本店	5/15頃まで
福岡	丸善　博多店	5/6頃まで
佐賀	紀伊國屋書店　佐賀大学医学部ブックセンター	6/30頃まで
長崎	紀伊國屋書店　長崎店	5/31頃まで
長崎	メトロ書店　本店	4/30頃まで
熊本	九州神陵文庫　熊本大学病院店	5/20頃まで
熊本	蔦屋書店　熊本三年坂店	5/31頃まで
大分	紀伊國屋書店　アミュプラザおおいた店	5/31頃まで
大分	九州神陵文庫　大分営業所	5/10頃まで
宮崎	未来屋書店　宮崎店	5/17頃まで
鹿児島	紀伊國屋書店　鹿児島店	6/20頃まで
鹿児島	ジュンク堂書店　鹿児島店	5/15頃まで
鹿児島	ブックスミスミ　オプシア店	5/31頃まで
沖縄	ジュンク堂書店　那覇店	5/31頃まで

(2020年3月13日現在)
※お問い合わせは各書店までお願い申し上げます.
※書店名は地域・五十音順で表示しております.

レジデントノートホームページでは, 研修医・指導医の方にオススメの書籍をご紹介しております.
また, 日々の診療に役立つコンテンツも多数掲載しております. ぜひご活用ください!
www.yodosha.co.jp/rnote/

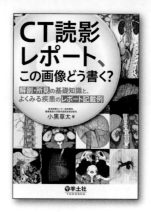

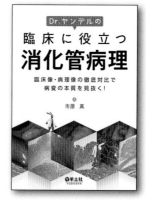

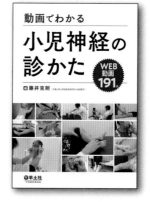

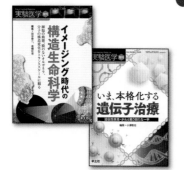

お知らせ

神経疾患に親しみ強くなる会（SST）第15回教育セミナー

神経救急の臨床 Vol.4 ～二次救急，急性期を中心に

【代表世話人】北川泰久（東海大学 名誉教授，東海大学医学部付属八王子病院 顧問）
　　　　　　高木 誠（東京都済生会中央病院 院長）
【会　期】2020年6月20日（土）9：55～17：10
【会　場】飯田橋レインボービル7階 大会議室
【受講料】17,000円（税込：講義用テキスト，お弁当を含む）
【定　員】140名（予定）
【プログラム】
① 神経疾患救急～後遺症を残さないための診かた・考えかた/福武敏夫（亀田メディカルセンター 脳神経内科 部長）
② Time Every Brain：脳卒中救急診療の新機軸/平野照之（杏林大学医学部 脳卒中医学教室・教授，脳卒中センター長）
③ 頭痛の救急診療/柴田 護（東京歯科大学市川総合病院神経内科教授，慶應義塾大学客員教授）
④ めまい平衡障害の救急：鑑別と治療/城倉 健（横浜市立脳卒中・神経脊椎センター 副病院長）
⑤ 筋疾患に親しむために（救急・緊急診療を中心に）/大矢 寧（国立精神・神経医療研究センター病院 脳神経内科 医長）
⑥ ギラン・バレー症候群，フィッシャー症候群の救急診療/野村恭一（埼玉医大総合医療センター 副院長，神経内科 教授）
【お問い合わせ先】「神経疾患に親しみ強くなる会（SST）」
事務局運営：土田謙二（事務局長，MA＆P代表）
URL：http://shinkeishikan.kenkyuukai.jp
E-mail：shinkeishikkan.shitashimukai@medical-ap.jp

「ERアップデート2020 in 沖縄」開催のご案内

「明日から使える！」日常の研修ではなかなか学ぶことのできない知識や技術が満載の「ERアップデート」は，29回目の開催となる2020年の夏も，南国沖縄でハイレベルな勉強と遊び心に満ちた3日間をご用意しております！全国から集う，熱い志を抱いた研修医の先生方と，ともに磨き合う，かけがえのない時間を過ごしてみませんか？この機会にぜひ，ご参加ください！！

【概要】日程：2020年7月3日（金）～5日（日）
　　　　会場：Royal Hotel 沖縄残波岬
　　　　主対象：臨床研修医（後期含む）／一般臨床医・指導医
　　　　定員：120名（定員になり次第締切）
　　　　参加費用：63,000円（消費税込）
【講師（敬称略・五十音順）】
井村 洋（飯塚病院 総合診療科 部長）
上田剛士（洛和会丸太町病院 救急・総合診療科 部長）
小淵岳恒（福井大学医学部附属病院 救急部講師 兼 医局長）
今 明秀（八戸市立市民病院 病院長 兼 臨床研修センター所長）
坂本 壮（総合病院国保旭中央病院 救急救命科医長 兼 臨床研修副センター長）
徳田安春（群星沖縄臨床研修センター プロジェクトリーダー 兼 センター長）
林 寛之（福井大学医学部附属病院 救急科総合診療部 教授）
箕輪良行（みさと健和病院 救急総合診療研修顧問）
【お問い合わせ先】株式会社エスミ
東京都中野区本町4-44-18 ヒューリック中野ビル8F
TEL：03-5385-7321　FAX：03-5385-8750
＊詳細はhttps://www.erupdate.jp/をご覧ください．

第46回肺癌診断会

AIは肺癌の夢をみるか…

【世話人】遠藤正浩（静岡県立静岡がんセンター 画像診断科）
【会　期】：2020年6月18日（木）～20日（土）
【会　場】中伊豆ワイナリーヒルズ
　　　　　〒410-2501 静岡県伊豆市下白岩1433-27
【参加登録】ホームページから事前参加登録をお願いします．
　　　　　URL：https://www.lcd46.jp/
【受付期間】5月11日（月）23時59分まで
【プログラム】
〈画像診断セミナー〉6月18日（木）14：30～17：30
1．胸部単純X線撮影　　2．CT　　3．FDG-PET/CT
4．気管支鏡検査と診断　　5．病理
6．IVR（CT下生検，SVC stentなど）
〈肺癌診断会〉6月18日（木）13：30～20日（土）12：10
・小グループによる胸部単純X線の実践読影指導
・シンポジウム
・肺癌学会理事長 弦間昭彦先生によるご講演と，先生を囲む会
・特別講演「間質性肺炎と肺癌」上甲 剛先生（関西労災病院放射線診断科）
・肺癌学会検診委員会連携講演「肺がん検診の基本的考え方と最近の動向」原田眞雄先生（北海道がんセンター 呼吸器内科）

肺癌について，画像診断を中心に，基礎から最新情報を織り交ぜて，ひとまとめに勉強できる診断会です．初学者もベテランの先生方も，新たな視点に立って，肺癌について学んでみませんか．お知り合いの先生もお誘いの上，皆様のご参加を心よりお待ちしております．

【お問い合わせ先】
第46回肺癌診断会運営事務局：（株）JTB西日本MICE事業部
TEL：06-6252-5049　　E-mail：lcd46@jtb.com

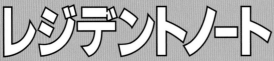
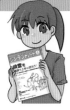
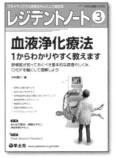

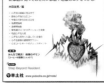

2019年10月号（Vol.21 No.10）

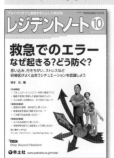

救急でのエラー なぜ起きる？ どう防ぐ？

思い込み、行きちがい、ストレスなど
研修医がよく出合うシチュエーション
を認識しよう

編集／坂本　壮

2019年9月号（Vol.21 No.9）

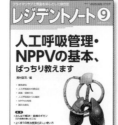

人工呼吸管理・ NPPVの基本、 ばっちり教えます

編集／西村匡司

2019年8月号（Vol.21 No.7）

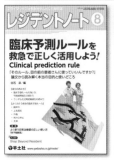

臨床予測ルールを 救急で正しく 活用しよう！ Clinical prediction rule

「そのルール、目の前の患者さんに
使っていいんですか？」
論文から読み解く本当の目的と
使いどころ

編集／白石　淳

2019年7月号（Vol.21 No.6）

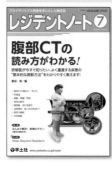

腹部CTの 読み方がわかる！

研修医が今すぐ知りたい、よく遭遇
する疾患の“基本的な読影方法”を
わかりやすく教えます！

編集／藪田　実

2019年6月号（Vol.21 No.4）

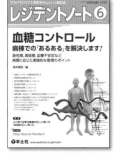

血糖コントロール 病棟での「あるある」 を解決します！

急性期，周術期，血糖不安定など
病態に応じた実践的な管理のポイント

編集／赤井靖宏

2019年5月号（Vol.21 No.3）

バイタル・ABC評価を トリアージでも 使いこなす！

日常診療から災害まで
どんな場面でも役立つ、
効果的な選別に欠かせない
評価のしかたを身につけよう！

編集／古川力丸

以前の号はレジデントノートHPにてご覧ください ▶ www.yodosha.co.jp/rnote/

バックナンバーのご購入は，今すぐ！

●お近くの書店で：レジデントノート取扱書店
（小社ホームページをご覧ください）

●ホームページから
www.yodosha.co.jp/

●小社へ直接お申し込み
TEL 03-5282-1211（営業）
FAX 03-5282-1212

※ 年間定期購読もおすすめです！

レジデントノート 電子版 バックナンバー

現在市販されていない号を含む、
レジデントノート月刊 既刊誌の
創刊号〜2015年度発行号までを、
電子版（PDF）にて取り揃えております.

・購入後すぐに閲覧可能　・Windows/Macintosh/iOS/Android対応

詳細はレジデントノートHPにてご覧ください

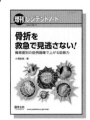
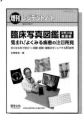
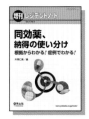
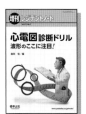
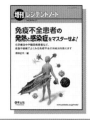
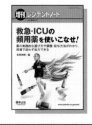

レジデントノート　次号 **6** 月号 **予告**

（Vol.22 No.4）2020 年 6 月 1 日発行

特　集

コンサルテーションドリル （仮題）

編集／宗像源之，山中克郎（福島県立医科大学会津医療センター 総合内科学講座）

研修医の先生が救急で他科へのコンサルテーションを行う機会は数多くあるかと存じますが，その"方法"を改めて学ぶ機会は少ないと伺っております．6月号では，さまざまな症候や状況におけるコンサルテーションの考え方を症例ベースのドリル形式でまとめました．適切なコンサルテーションの判断・的確な情報伝達ができるようになる特集です．

連　載

新連載 画像診断ワンポイントレッスン Part3
…………………………………………… 監修／扇　和之（日本赤十字社医療センター 放射線科）
その他

★ドリル祭り 2020　開催中★

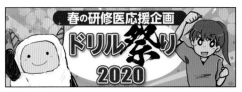

レジデントノート「ドリル」企画の連続刊行を記念し，羊土社HP上で既刊・新刊のドリルを厳選して出題します．ぜひ挑戦してみてください．問題は随時追加予定！

◆ 編集部より ◆

COVID-19の流行に伴い，入職直後から慌ただしく業務に尽力されている先生方も多くいらっしゃるかと存じます．5月号では，研修医の先生方に任せられる業務の代表といっても過言ではない「輸液」を取り上げました．よく出会う・知っておくべき症例を厳選してご解説いただきましたので，忙しいお仕事の息抜きに，身につけた知識のおさらいに，本特集をお使いいただければ幸いです．「ドリル」企画は来月もまだまだ続きます，ぜひお楽しみに． （伊藤）

レジデントノート

Vol. 22 No. 3 2020〔通巻295号〕
2020年5月1日発行 第22巻 第3号
2021年6月1日第2刷発行
ISBN978-4-7581-1643-5
定価2,200円（本体2,000円＋税10％）［送料実費別途］

年間購読料
　定価26,400円（本体24,000円＋税10％）
　　［通常号12冊，送料弊社負担］
　定価57,420円（本体52,200円＋税10％）
　　［通常号12冊，増刊6冊，送料弊社負担］
　※海外からのご購読は送料実費となります
　※価格は改定される場合があります

© YODOSHA CO., LTD. 2020
Printed in Japan

発行人	一戸裕子
編集人	久本容子
副編集人	保坂早苗
編集スタッフ	田中桃子，遠藤圭介，清水智子，伊藤 駿，西條早絢
広告営業・販売	松本崇敬，中村恭平，加藤 愛
発行所	株式会社 羊 土 社

〒101-0052　東京都千代田区神田小川町2-5-1
TEL 03(5282)1211／FAX 03(5282)1212
E-mail eigyo@yodosha.co.jp
URL www.yodosha.co.jp/

印刷所	三報社印刷株式会社
広告申込	羊土社営業部までお問い合わせ下さい．

今日の診断指針

Today's Diagnosis 8th edition

第8版

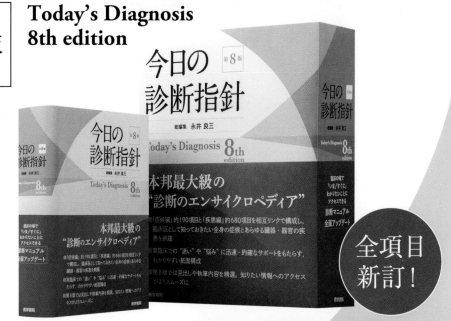

全項目新訂!

総編集 **永井良三** 自治医科大学・学長

本書の特長

- 症候編約190項目と疾患編約680項目を相互リンクで構成し、臨床医として知っておきたい全身の症候とあらゆる臓器・器官の疾患を網羅。
- エビデンスに基づいた最新知識＋各領域におけるエキスパートの経験則を1冊に凝縮。
- 第8版では見出しや執筆内容を精選。知りたい情報へのアクセスがよりスムーズに。

● デスク判(B5) 頁2112 2020年
定価:本体25,000円＋税
[ISBN978-4-260-03808-9]

● ポケット判(B6) 頁2112 2020年
定価:本体19,000円＋税
[ISBN978-4-260-03809-6]

Contents

I **症候編**
1 全身的にみられる症候
2 脳神経・精神系の症候
3 頭部・顔面の症候
4 頸部・肩・胸部の症候
5 四肢・関節系の症候
6 胸部・心臓系の症候
7 胸部・呼吸器系の症候
8 腹部・消化器系の症候
9 腎・泌尿器系の症候
10 産科・婦人科の症候

II **疾患編**
1 救急疾患
2 神経・筋疾患
3 消化器疾患
4 循環器疾患
5 呼吸器疾患
6 腎疾患

7 血液・造血器疾患
8 内分泌疾患
9 代謝性疾患
10 アレルギー疾患
11 膠原病・免疫疾患
12 感染性疾患
13 寄生動物疾患
14 中毒性疾患
15 精神疾患
16 運動器疾患
17 皮膚疾患
18 眼疾患
19 耳鼻咽喉疾患
20 泌尿器・男性性器疾患
21 妊産婦・女性性器疾患
22 新生児疾患
23 小児疾患
24 外来の小外科的疾患

医学書院 〒113-8719 東京都文京区本郷1-28-23 [WEBサイト] http://www.igaku-shoin.co.jp
[販売・PR部]TEL:03-3817-5650 FAX:03-3815-7804 E-mail:sd@igaku-shoin.co.jp

腎臓内科
レジデントマニュアル
改訂第8版

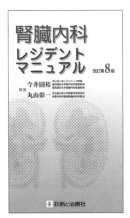

中山寺いまいクリニック院長／藤田医科大学腎内科学客員教授／
愛知医科大学腎臓内科客員教授
今井　圓裕 編著
名古屋大学大学院医学系研究科病態内科学講座腎臓内科学教授
丸山　彰一

腎臓内科必携の定番書籍. 今版では, 急性腎障害, 妊娠と腎の章を全面改訂し, 抗がん薬も追加. また新たに改訂・作成された, 薬剤性腎障害, がん薬物療法時の腎障害, AKI（急性腎障害）, 腎疾患患者の妊娠, CKD, 高血圧などのガイドラインも反映し, 最新情報を盛り込んだ. 腎臓内科エキスパートの執筆陣による全面改訂で, 大幅増ページとさらに充実の内容となった. コンパクトでかつ読みやすいポケットサイズです. ベッドサイドや外来診療でご活用ください.

□B6変型判　800頁
定価（本体4,800円＋税）
ISBN978-4-7878-2361-8

■目次

診断と治療社

〒100-0014　東京都千代田区永田町2-14-2山王グランドビル4F
電話 03（3580）2770　FAX 03（3580）2776
http://www.shindan.co.jp/
E-mail:eigyobu@shindan.co.jp

（19.07）

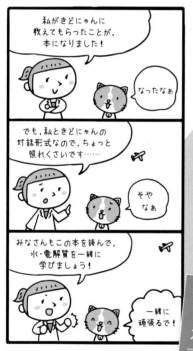
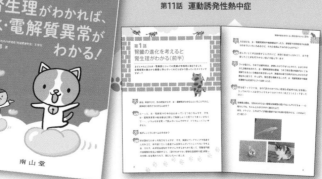

レジデントノート　5月号
掲載広告　INDEX